LA TÉCNICA Alexander

LA TÉCNICA Alexander

Una guía completa para la salud, la postura y la forma física

RICHARD BRENNAN

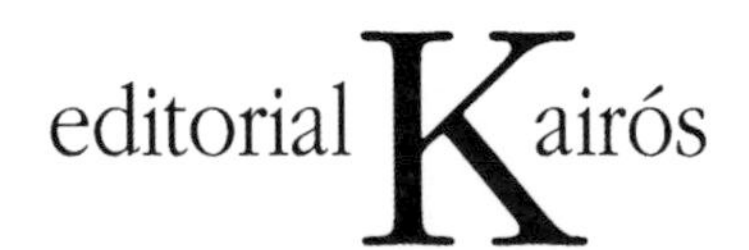

First published in the United Kingdom in 2011
by Collins & Brown 10 Southcombe Street.
London W14 0RA
An imprint of Anova Books Company Ltd

ISBN 978-84-9988-000-6

Traducción y fotocomposición: abm
Communication Management, S.L.
Reproducción litográfica: Rival Colour UK Ltd.
Impresión y encuadernación: NPE Print
Communications, Singapore

CONTENIDO

Este libro está dedicado a todos aquellos que tienen el valor de correr el riesgo necesario de descubrirse a sí mismos.

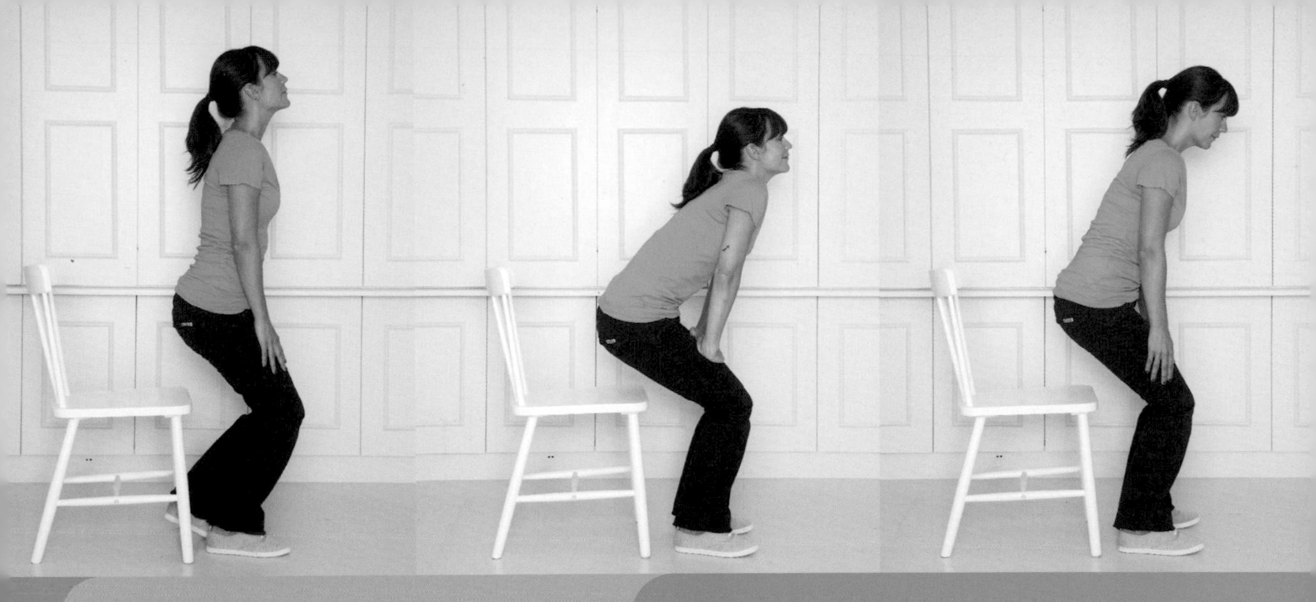

PARTE 2

COMPRENDER LA TÉCNICA ALEXANDER 46

PARTE 3

CÓMO AYUDARSE A SÍ MISMO 120

Introducción

> Ser lo que somos y convertirnos en lo que somos capaces de ser es la única finalidad de la vida.
>
> **ROBERT LOUIS STEVENSON**

Han pasado más de 20 años desde que escribí mi primer libro, *La Técnica Alexander*, del que se vendieron más de 100.000 copias y por el que recibí numerosos correos electrónicos, llamadas y cartas de agradecimiento. Para muchos lectores era su primer contacto con la técnica y ahora algunas de aquellas personas son profesores de Alexander.

Escribí el libro porque quería dar a conocer una técnica maravillosa que me había ayudado mucho cuando sufría dolores de ciática aguda. De lo único que me arrepiento es de no haberla descubierto antes. Cambió mi vida tan drásticamente que tras unas cuantas clases me matriculé en el curso de formación de tres años para ser profesor de Alexander. Cuando conseguí el título en 1989 deseaba difundir más este método. En aquel entonces, no había muchos libros accesibles sobre la Técnica Alexander, por lo que me animé a escribir uno que pudiera comprender incluso alguien que desconociera el tema por completo.

La Técnica Alexander es un método para liberar las tensiones físicas y mentales que muchos de nosotros acumulamos a lo largo de nuestras vidas. A menudo no somos conscientes de estas tensiones hasta que enfermamos y no podemos seguir adelante. Además pueden provocar dolores de cabeza y de espalda, problemas del corazón, artritis y depresión, así como toda una serie de dolencias. Si se permite que continúen, como suele ocurrir, estas tensiones musculares inconscientes pueden afectar a nuestra calidad de vida acelerando el proceso de envejecimiento y reduciendo nuestra vitalidad.

Cuando nos cargamos de responsabilidades perdemos la soltura y la elegancia con las que nos movemos. La Técnica Alexander nos puede ayudar a recuperar ese equilibrio y esa soltura, incluso cuando realizamos las tareas más sencillas. Nuestro cuerpo es nuestro bien más preciado, pero solemos descuidarlo, a no ser que queramos estar guapos. Sin saberlo interferimos en nuestro curso natural de movimiento hasta tal punto que muchos

La historia de Val

Val Oatley
Edad: 62 | Profesión: antigua bailarina de *ballet*

Val tenía artritis en las manos y los pies, dolores en los hombros y el cuello, y sufría ciática crónica. Después de completar un curso sobre la técnica manifestó lo siguiente:

"Gracias a la Técnica Alexander, me he dado cuenta de dónde se encuentra mi cuerpo en el espacio, por lo que ahora soy capaz de controlar mi tensión muscular a través del cerebro. Se trataba de algo fundamental si quería mantener la postura sin tensar el cuerpo inconscientemente.

He descubierto cómo se complementan cuerpo y mente para poder funcionar como un 'todo', en vez de como un conjunto de extremidades, cabeza y torso que trabajan cada uno por su lado. Esto libera gran cantidad de tensión muscular innecesaria y aprendo un modo de restituir la plenitud del cuerpo que había perdido en mi tierna infancia de una forma relajada y coordinada.

La mayor parte de mis dolores y achaques han disminuido permitiéndome lograr un equilibrio y una elegancia no solo en el cuerpo, sino también en la mente".

de nosotros sufriremos dolor de espalda en algún momento de nuestras vidas, debido únicamente a las malas posturas. Además, no hay nada más atractivo que alguien que se mueve de forma equilibrada y coordinada.

No obstante, pocas personas son conscientes de los tremendos beneficios que ofrece la Técnica Alexander y, por ello, cada año millones de personas sufren innecesariamente. En este libro espero haber sabido explicar la técnica de la forma más sencilla posible, y mostrar cómo puede ayudarle a disfrutar de una vida más feliz y plena mediante ejercicios y procedimientos de observación simples.

Esta nueva edición se ha actualizado y ampliado sin cambiar el estilo sencillo del libro original. Los antiguos dibujos se han sustituido por fotografías a color que espero mejoren la calidad del manual. Cuando se publicó el primer libro, casi nadie había oído hablar de internet y muy poca gente tenía ordenador. De hecho, lo escribí en una máquina de escribir, lo que demuestra lo mucho que hemos progresado en dos décadas. Espero de todo corazón que le guste el libro y que le ayude a desenvolverse en la vida con más soltura.

1

Presentación de la Técnica Alexander

1

¿Qué es la Técnica Alexander?

Alexander no solo estableció los fundamentos de una ciencia de gran alcance sobre los movimientos aparentemente involuntarios que denominamos reflejos, sino también una técnica de corrección y autocontrol que supone una contribución sustancial a nuestros escasos recursos en materia de educación personal.

GEORGE BERNARD SHAW, *LONDON MUSIC*

Desde que me convertí en profesor de la Técnica Alexander, me han interesado mucho las distintas explicaciones sobre la técnica. La sobrina de Alexander, Marjorie Barlow, dijo que consiste en "saber lo que se está haciendo y asegurarse de que puede dejar de hacerse si se desea". Pero se puede tardar toda una vida en saber exactamente lo que se está haciendo, por eso la técnica es tan fascinante. Podría describirse como una forma de liberar la tensión muscular que puede desencadenar un problema de espalda o cuello, pero es mucho más. Se trata de aprender sobre usted y su reacción hacia lo que ocurre a su alrededor. Es una técnica basada en la conciencia y la elección.

Hace un par de años leí un fragmento del libro *Un nuevo mundo, ahora* de Eckhart Tolle que, en mi opinión, describía de lo que trata la técnica en realidad. Hablaba sobre lo importante que es que todos los seres humanos encuentren un equilibrio entre su "humanidad" y su "ser". Tolle continuaba argumentando que todas las cosas que "hacemos" en este mundo pertenecen a una dimensión humana y, aunque tienen cabida y deberían honrarse, no bastan para llevar una vida verdaderamente plena y significativa. Explicaba que lo "humano" por sí solo nunca es suficiente, independientemente de cuánto nos esforcemos o de todo lo que logremos. Después indicaba que solemos olvidarnos de nuestro aspecto "ser", que se encuentra en la presencia de la conciencia, la conciencia de que todos somos, y que lo "humano" y el "ser" no están separados sino entretejidos.

Para mí esta fue una excelente descripción de lo que puede ofrecer la técnica, pues ayuda a ser consciente de lo que se hace. Se trata de la aplicación práctica del aquí y el ahora. Cuando aprenda a estar presente utilizando la técnica, logrará lo siguiente:

- Desenvolverse en la vida con más facilidad.
- Ser más consciente de sí mismo: física, mental y emocionalmente.
- Evitar el desgaste innecesario de su cuerpo.
- Detectar los excesos de tensión muscular y aprender a liberar la tensión no deseada.
- Dejar de malgastar su energía y aprender a moverse con más eficiencia evitando, por tanto, el cansancio al final del día.
- Reconocer sus pautas de comportamiento y cambiarlas si quiere.
- Ser más consciente de cómo suele realizar sus movimientos, lo que le permitirá tomar decisiones más acertadas.
- Redescubrir la gracia de movimiento que tenía de niño.
- Ser realmente libre.

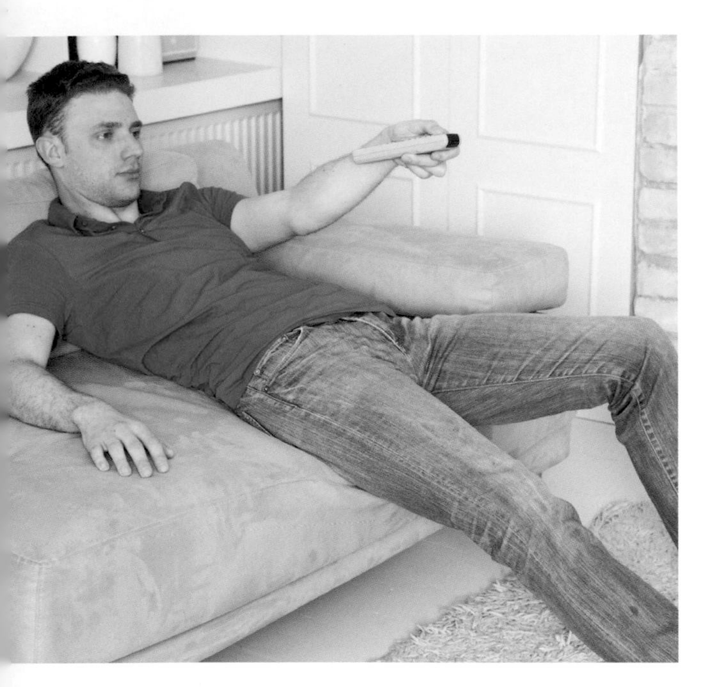

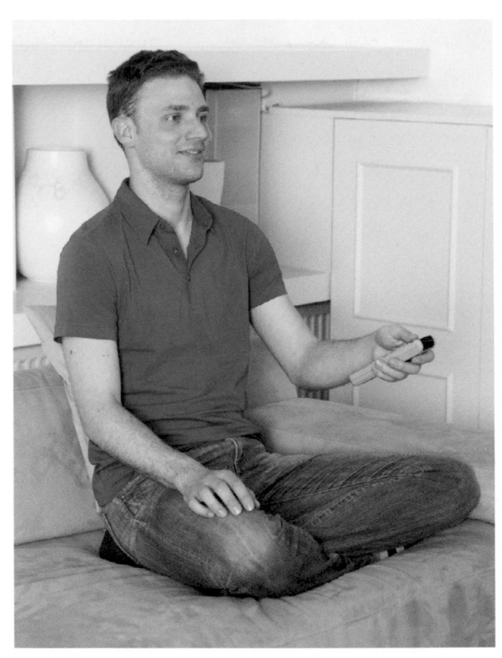

↑ **La Técnica Alexander proporciona consciencia, equilibrio y elegancia en todas las actividades diarias.**

DESENVOLVERSE CON MÁS FACILIDAD

Si aplica los principios que se proponen más adelante, podrá liberarse de las tensiones habituales y moverse de una forma muy distinta. Asimismo, sus actividades cotidianas le resultarán mucho más fáciles de realizar y podrá disfrutar de una vida más plena. A su vez, influirá en las personas que le rodean, pues puede contagiar su recién adquirida felicidad a sus allegados. A menudo escucho comentarios del tipo "desde que mi marido va a clases de Alexander es mucho más agradable vivir con él" o "Me siento mucho más tranquilo y relajado desde que estoy inmerso en la Técnica Alexander".

Sin darnos cuenta, muchos de nosotros nos complicamos la vida más de lo necesario; lo detectamos en otros, pero nos cuesta verlo en nosotros mismos. En poco tiempo, la vida podría llegar a ser alegre y dejar de ser el terreno de lucha en el que muchos la convertimos.

SER MÁS CONSCIENTE DE SÍ MISMO FÍSICA, EMOCIONAL Y MENTALMENTE

Este es el primer paso hacia el cambio. Cuando empiece a ser más consciente de lo que hace, se sorprenderá del gran esfuerzo que supone llevar a cabo actividades muy sencillas. Alguien se puede hacer mucho daño en la espalda al coger del suelo un objeto ligero, como un bolígrafo. La principal razón por la que no nos percatamos de que nuestros cuerpos están cargados es porque esta tensión muscular aumenta minuto a minuto cada día. Con el tiempo, se acumula y comienza a afectar a los reflejos y a la coordinación natural del cuerpo.

Puesto que nuestro cuerpo, nuestra mente y nuestras emociones son inseparables, nuestra forma de movernos afectará, a su vez, a nuestro bienestar mental y emocional. Del mismo modo, nuestra forma de sentirnos o pensar influye directamente en nuestra manera de abordar las actividades diarias.

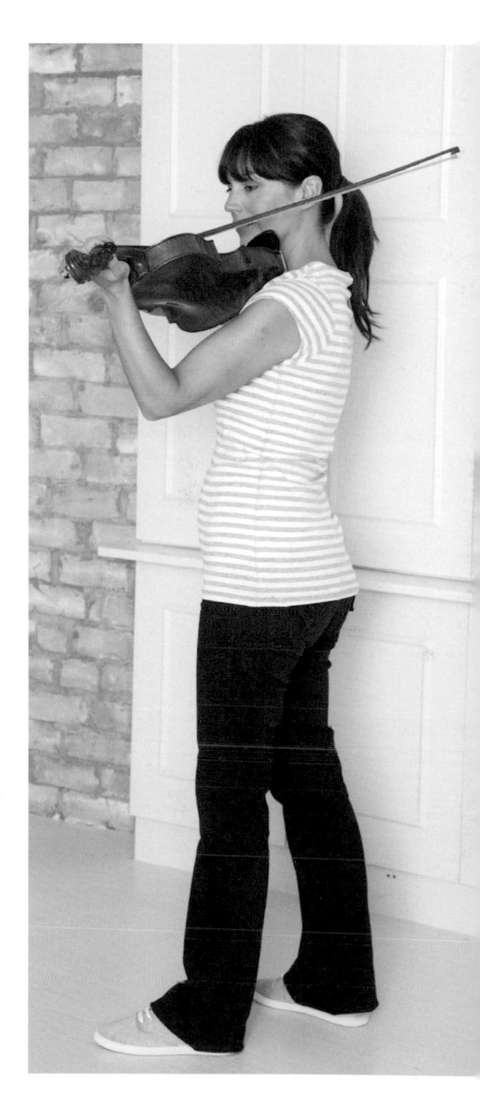

↑ **La técnica puede ayudar a que los músicos toquen sus instrumentos sin tensión.**

EVITAR EL DESGASTE INNECESARIO DE SU CUERPO

Si nos movemos sin coordinación o, como lo denominó Alexander, haciendo un "mal uso de uno mismo", el sistema musculoesquelético sufre una continua tensión.

Hace algunos años, leí en el periódico el relato sobre una mujer estadounidense que fue de viaje a Gran Bretaña y alquiló un coche de cambio manual. Ella solo había conducido coches automáticos y no sabía cambiar de marcha, así que ¡condujo 190 km en primera! Después, se quejó a la empresa de alquiler porque el coche no corría demasiado y hacía mucho ruido. Lógicamente, como hizo un uso indebido del coche, el motor y la caja de cambios sufrieron una gran tensión y probablemente daños irreparables.

Del mismo modo, si no utilizamos nuestros cuerpos como es debido (y mucha gente no lo hace), puede que sin querer nos estemos infligiendo un daño irreversible que se manifestará más adelante. Merece la pena recordar que siempre se puede comprar un coche nuevo, pero no se puede cambiar de cuerpo.

DETECTAR Y LIBERAR EL EXCESO DE TENSIÓN MUSCULAR

Según vaya siendo más consciente de lo que hace, notará estas tensiones musculares. Algunos músculos están muy tensos, mientras que otros están demasiado relajados. Este proceso se desarrolla a lo largo de muchos años y, en último término, puede afectar a la estructura fisiológica de los músculos. De hecho, pueden mermar, uno de los motivos por el que la gente mayor parece encoger.

La mayoría ignoramos por completo el efecto que tiene ese proceso en nuestros cuerpos hasta que experimentamos dolor. Cuando nuestro cuerpo deja de funcionar como es debido, vamos al médico en busca de respuestas que no suele poder darnos. Rara vez nos preguntamos: "¿Qué me estoy haciendo que pueda causar este dolor?".

Si pudiéramos responder a esta pregunta, podríamos cambiar las pautas, el dolor se aliviaría de forma natural y pronto desaparecería, pero como las tensiones se van acumulando a lo largo de muchos años, suele ser difícil detectar la causa sin ayuda. Durante años, nos acostumbramos tanto a ciertos niveles de tensión en el cuerpo que los aceptamos como parte de nosotros.

Una vez que hemos detectado y reconocido su causa, librarse de esas tensiones es un procedimiento relativamente sencillo.

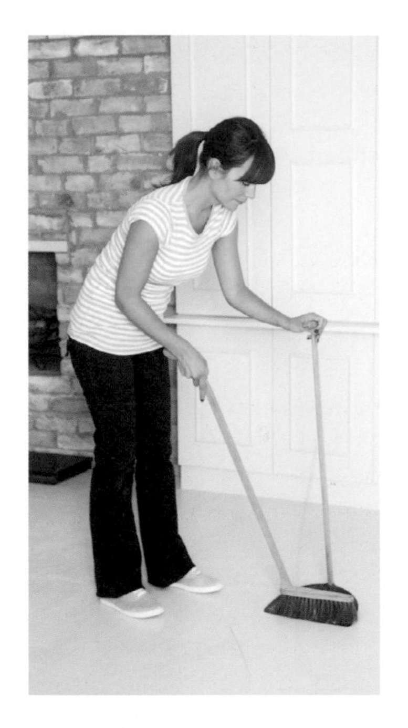

CONSERVAR LA ENERGÍA CON NUEVAS FORMAS DE MOVIMIENTO

La Técnica Alexander le ayudará a pararse a pensar antes de seguir adelante con sus actos y le permitirá realizar cualquier actividad con movimientos más eficaces, en otras palabras, llevar a cabo las tareas con mucho menos esfuerzo. Como contrapartida, tendrá más energía para hacer otras cosas. Mucha gente siente más vitalidad, lo que redunda en una mejora de su vida. Los niños parecen tener una reserva inagotable de energía, debido en parte a que usan sus cuerpos de forma airosa y coordinada, y no malgastan la energía como hacen muchos adultos.

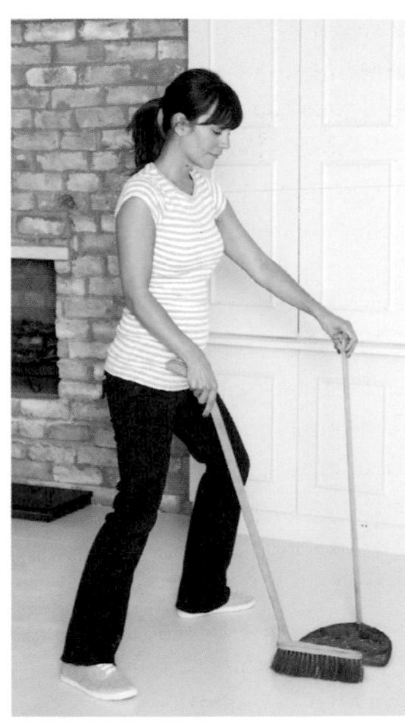

↑ Un mejor "uso" del cuerpo al realizar actividades sencillas puede reducir la tensión y aliviar el dolor.

RECONOCER Y CAMBIAR SUS PAUTAS DE COMPORTAMIENTO

A lo largo de la vida desarrollamos pautas físicas, mentales y emocionales de comportamiento, que el resto de personas suele reconocer mejor que nosotros mismos. Responderemos a un estímulo determinado de cierta manera, sin tener en cuenta si es la forma adecuada de actuar ante la situación. Como muchas de estas pautas escapan a nuestro nivel de consciencia, las repetiremos una y otra vez sin pararnos a pensar en lo que hacemos.

La Técnica Alexander le permitirá tomar conciencia de estos hábitos de comportamiento, ofreciéndole, por tanto, una oportunidad de cambiarlos, en especial si tienen un efecto perjudicial para su bienestar. Las repercusiones son transcendentales porque será capaz de comportarse correctamente ante cualquier situación que se le plantee en la vida, evitando así el estrés o la enfermedad más adelante.

RECONOCER Y CAMBIAR SU MODO DE REALIZAR LAS ACTIVIDADES

En el mundo occidental, solemos usar nuestros cuerpos de manera desgarbada y torpe. Con frecuencia realizamos actividades de forma estereotipada y estos hábitos nos parecen "correctos" y no reparamos en la tensión que ejercen en nuestro organismo. Así pues, si nos exigimos demasiado, nuestros cuerpos pueden sufrir lesiones graves. Miles de personas padecen de prolapso de disco intervertebral (más conocido como hernia discal), que suele producirse por agacharse continua y repetidamente provocando mucha tensión en la espina dorsal. La presión es tal que el disco intervertebral queda atrapado entre dos vértebras contiguas y literalmente "se descoloca" (ver capítulo 12).

Simplemente el detenerse un momento para pensar en el mejor modo de realizar una acción, no solo evitará que suframos tensiones, sino que a la larga nos ahorrará mucho tiempo. Antiguos refranes como "Antes de que te cases, mira lo que haces" o "Vísteme despacio que tengo prisa" cobran actualidad en el mundo trepidante en el que vivimos.

RECREAR LA GRACIA DE MOVIMIENTO QUE TENÍA DE NIÑO

La Técnica Alexander no es tanto un proceso de aprendizaje como un modo de recordar lo que hemos olvidado hace tiempo. Se podría definir como un proceso de desaprendizaje o de reeducación de todo el funcionamiento psicofísico del ser humano.

El mismo Alexander solía afirmar que si se deja de hacer lo que está mal, entonces lo bueno surge de forma automática, es decir, cuando dejemos de interferir en los reflejos y la coordinación naturales del cuerpo, el cuerpo se comportará con un rendimiento óptimo y con más libertad de movimiento.

Independientemente de nuestra edad, se puede recuperar parte de esa forma grácil y equilibrada tan patente en los niños, y que todavía está latente en todos nosotros. He tenido alumnos

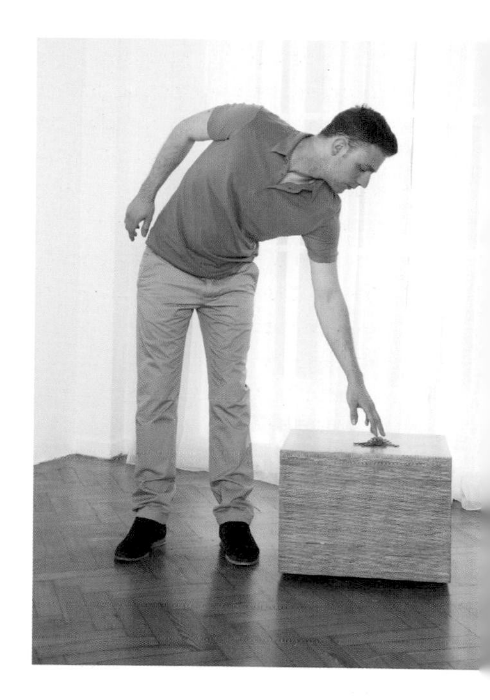

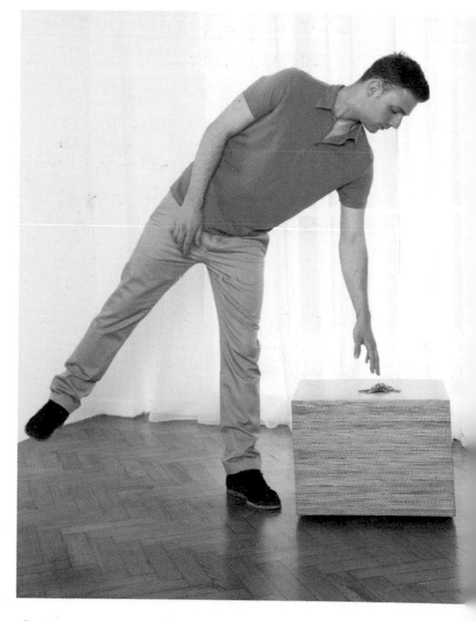

↑ La tensión muscular se reduce si se recoge un objeto en equilibrio.

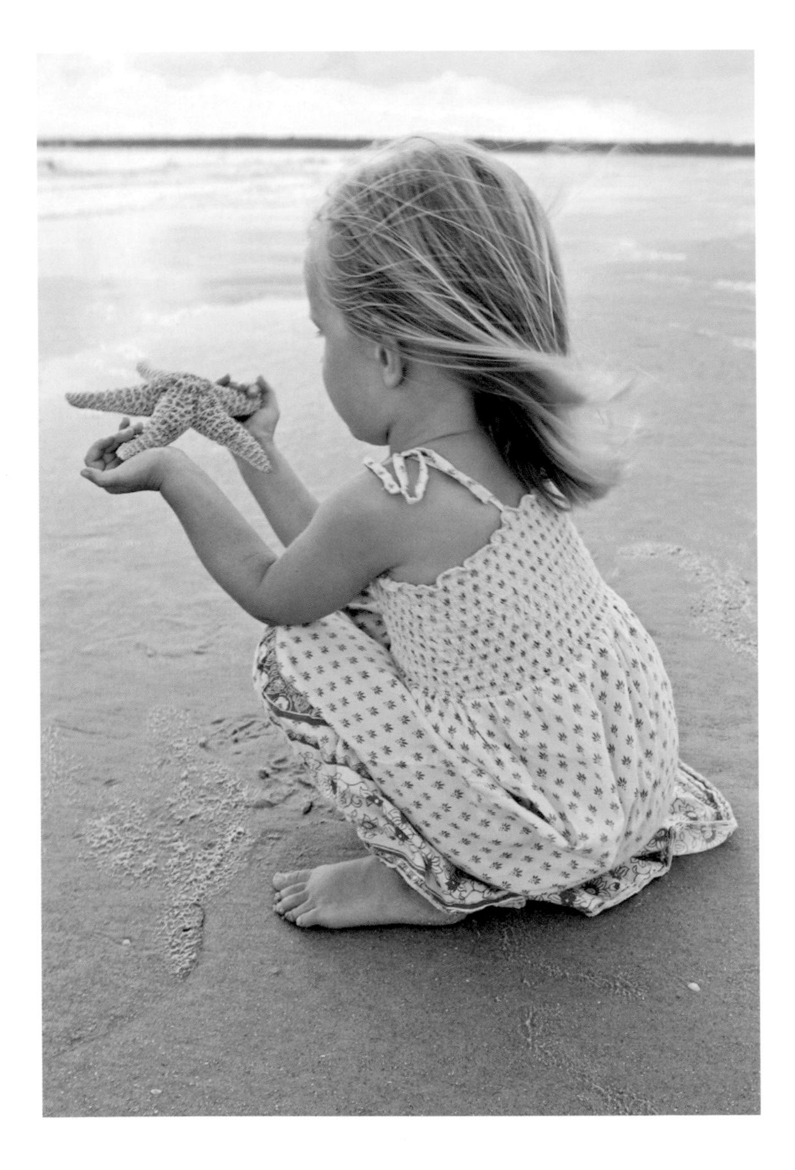

← Los niños tienen una coordinación y un equilibrio innatos en todos los actos que realizan.

de 84 años que se han beneficiado de sus clases, incluso gente muy mayor puede moverse con más libertad y resistir más sin cansarse.

Cuando George Bernard Shaw era octogenario asistió a un curso de la técnica con el mismísimo Frederick Alexander. El día que fue a la primera clase, no podía subir los tres peldaños de la puerta de Alexander sin apoyarse en alguien, pero al acabar el curso podía moverse sin ayuda. Cuando tenía más de 90 años la gente pensaba

La historia de Caroline

Caroline Green
Edad: 27 | Profesión: analista/programadora informática

Durante años había sufrido dolores lumbares y de cuello esporádicos. No entendía cuál era la causa del problema. Comía bien, meditaba con frecuencia y practicaba taichi, así que estaba convencida de que había adoptado un buen estilo de vida. También me había dado cuenta de que a menudo mi respiración era superficial y rápida, y mi cuerpo no se sentía cómodo. Sin embargo, la toma de conciencia sin más no erradicó el problema, así que no hubo ningún cambio y empecé a sentirme bloqueada. Lo que nunca pensé fue que mi estilo de vida y mi actitud pudieran ser parte del problema.

Como otras muchas personas, crecí creyendo que el éxito y el dinero eran lo más importante en la vida, incluso a costa de ser yo misma. En el trabajo iba encadenando ascensos, pero ¿dónde estaba la felicidad que me habían prometido? Cada vez me sentía más desgraciada porque trataba de ser otra persona en lugar de yo misma.

Oí hablar de la Técnica Alexander, empecé a ir a clases y me quedé atónita con su plausible efecto. Al salir de la primera lección me sentía liviana, sin tensión y con más energía que en mucho tiempo. Mi profesor me comentó que así se podría sentir el cuerpo si no estuviera tan afectado por la tensión física producida por los hábitos posturales perjudiciales. Me percaté de que estos hábitos se debían a actitudes emocionales y psicológicas poco saludables que la sociedad me había impuesto. Me di cuenta de que tenía el hábito de dejarme caer cuando me sentaba y encorvaba los hombros por una falta fundamental de confianza que arrastraba desde mi infancia. Cuando comencé a ensanchar la parte superior del pecho, tuve automáticamente más seguridad en mí misma y en las clases posteriores experimenté muchos cambios psicológicos estrechamente relacionados con los físicos.

He comenzado a comprender cómo funciona mi cuerpo, y cuando siento dolor lo identifico como una señal de que tengo que detenerme a escuchar lo que está tratando de decirme. He aprendido cómo realizar tareas sencillas de forma distinta para no cargarme demasiado. De vez en cuando todavía me duele la espalda, pero ahora puedo acabar con el dolor en cuestión de minutos tumbándome en la postura recomendada. Para mí, el hecho de no tener que ser una víctima del dolor y poder hacer algo para librarme de él fue toda una revelación. Ya no dejo que el dolor y la tensión sean inevitables y siento que tengo más control sobre mi vida.

que era muy ágil. De hecho, falleció a los 94 años al caerse de una escalera cuando podaba un árbol, y la verdad es que no es muy común ver a ancianos de 94 años que puedan subirse a una escalera.

Para comenzar a moverse de este nuevo modo, debe ser consciente del grado en que interfiere en muchos de sus procesos corporales, incluidos los de los sistemas respiratorio, nervioso y circulatorio. Para ello, los niños pueden ser nuestros mejores maestros.

Si dedica unos minutos a observar a un niño de unos tres o cuatro años jugando en la playa o en el parque puede aprender mucho sobre cómo ha diseñado la naturaleza nuestros cuerpos y cómo han de usarse. Resulta bastante distinto al modo en que nos hemos habituado a utilizarlos de adultos.

Después de una o dos clases de Alexander muchas personas afirman tener una sensación de ligereza y de mayor bienestar. Al principio es solo temporal, pero con más clases puede llegar a ser permanente.

SER LIBRE

Alexander, gracias a las observaciones que realizó sobre sí mismo y sobre otros, cada vez se convenció más de que el cuerpo, la mente, las emociones y el espíritu no solo se influencian entre sí, sino que son totalmente inseparables y de que si cualquiera de ellos se usa incorrectamente, los otros tres se ven afectados.

Por tanto, se puede apreciar que nuestra forma de pensar afecta directamente a cómo nos sentimos y esto, a su vez, a nuestra actitud general en la vida. En cualquier trabajo, alguien feliz suele desempeñar sus tareas mucho mejor que alguien infeliz. Nuestros éxitos y nuestros fracasos también nos aportan una percepción determinada de nosotros mismos. Asimismo, si aprendemos a movernos con libertad, también podremos liberar nuestros pensamientos de ideas preconcebidas y prejuicios establecidos, y podremos pensar y sentirnos de otro modo sobre muchos aspectos de la vida. Al final, este proceso nos llevará a la libertad de espíritu y generará una sensación de felicidad y realización que no sentíamos desde la niñez.

A lo largo de la historia, los hombres y mujeres han dado su vida por la libertad de su familia o de su país, aunque pocos se han dado cuenta de que están atrapados por su forma de pensar y son presos de las crecientes presiones que les imponen a diario. Esto no significa que no haya que respetar las normas que nos hemos fijado, sino que deberíamos elegir conscientemente, no reaccionar de forma perjudicial para nosotros o para los que nos rodean.

En los siguientes capítulos del libro se explica de forma clara y sencilla la práctica real de la Técnica Alexander, pero llegados a este punto resulta útil distinguir entre lo que ofrece y lo que no ofrece.

En definitiva, la Técnica Alexander es algo que aprendemos para ayudarnos a nosotros mismos, y no un tratamiento mediante el cual un médico o terapeuta "hace algo" al paciente.

Definición de la Técnica Alexander

LA TÉCNICA ES

- Un modo de entender cómo ha diseñado la naturaleza nuestro cuerpo.
- Un método para tomar más conciencia sobre nosotros mismos y el mundo que nos rodea.
- Una forma de reeducar nuestro cuerpo para recuperar nuestro equilibrio psicofísico.
- Un proceso que puede ayudarnos a reconocer nuestra propia intromisión en las funciones naturales del cuerpo.
- Una manera de utilizar nuestra capacidad de pensar para provocar un cambio deseado y poder abordar nuestras actividades cotidianas con un estilo más coordinado.
- Una forma de ampliar nuestro nivel de consciencia.
- Una técnica que nos ayuda a elegir de forma más consciente.
- Una técnica que podemos practicar nosotros solos para movernos de forma que soportemos una cantidad mínima de tensión en cualquier momento dado. (Nota: obviamente necesitamos cierta cantidad de tensión para funcionar, el problema es que solemos excedernos.)

LA TÉCNICA NO ES

- Una terapia.
- Una clase de tratamiento de cualquier tipo.
- Nada que tenga que ver con los masajes ni cosas por el estilo.
- Una forma de curación, aunque se pueden activar los procesos de curación naturales del cuerpo.
- Bajo ningún concepto, un programa de ejercicios.
- Una manipulación.
- Una medicina alternativa, como la homeopatía, la acupuntura o la osteopatía. Para beneficiarse de la técnica no es necesario estar enfermo o tener algún problema. La cuestión es que muchos de nosotros empezamos a preocuparnos por el modo en que vivimos solo en épocas de crisis y merece la pena recordar que más vale prevenir que curar.

2

Cómo evolucionó

El verdadero viaje de descubrimiento no consiste en buscar nuevos paisajes, sino en tener nuevos ojos.

MARCEL PROUST

Cuando se empieza a aprender la Técnica Alexander, puede resultar muy útil conocer cómo Alexander realizó los descubrimientos sobre sí mismo y el modo en que desarrolló este método para enseñar a otras personas.

UN POCO DE HISTORIA

Frederick Matthias Alexander nació en Australia el 20 de enero de 1869. Pasó su infancia en Wynyard, una pequeña localidad en la costa noroeste de Tasmania. Alexander, hijo de John y Betsy Alexander y el mayor de ocho hermanos, fue prematuro y no se esperaba que viviera más de unas semanas. Pero el amor incondicional de su madre le hizo sobrevivir, no en vano era la enfermera y matrona del pueblo.

A lo largo de su niñez, Alexander se vio asediado por una u otra enfermedad, sobre todo nasales y otras dificultades

↓ Frederick Matthias Alexander (1869-1955).

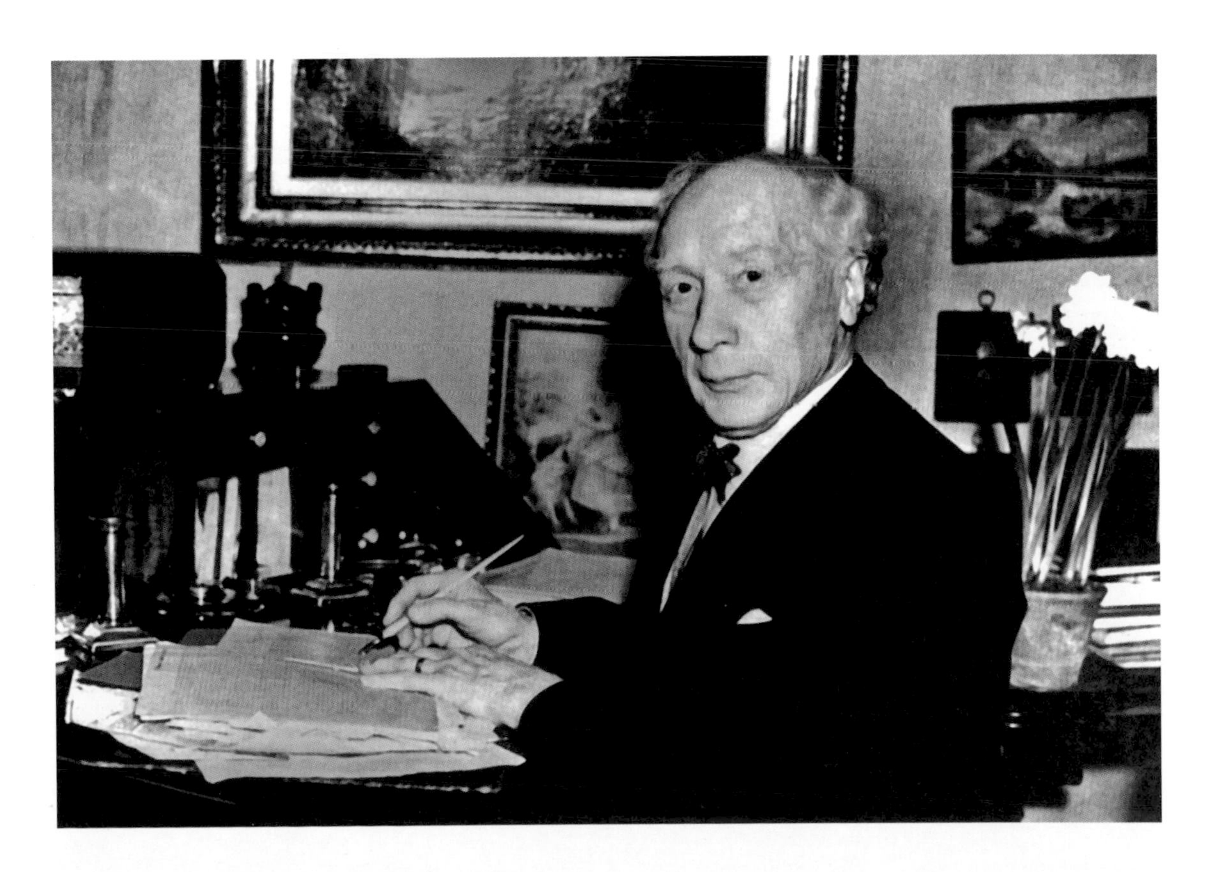

respiratorias. Aunque comenzó a ir al colegio, pronto dejó de acudir debido a su delicada salud y recibía clases particulares por las noches. Por tanto, Alexander disfrutaba de mucho tiempo libre durante el día, que dedicaba a los caballos de su padre. Poco a poco se convirtió en un experto en domarlos y cabalgarlos, y de este modo, adquirió una sensibilidad táctil que más tarde resultaría inestimable.

A los nueve o diez años, Alexander comenzó a recobrar la salud, y a los 17 años las presiones económicas en el seno familiar le obligaron a abandonar la vida al aire libre que tanto le gustaba para trabajar en la oficina de una empresa de explotación minera de estaño en el pueblo vecino de Mount Bischoff. En su tiempo libre empezó a interesarse por el teatro y el violín.

Cuando contaba 20 años, Alexander había ahorrado suficiente para viajar a Melbourne, donde se alojó con su tío y durante tres meses gastó todo el dinero que tanto le había costado ganar disfrutando de lo mejor del teatro, el arte y la música. Al término de su visita decidió prepararse para ser declamador.

Para financiar su formación, que recibía por las noches y los fines de semana, Alexander tuvo varios trabajos: en una oficina inmobiliaria, en unos grandes almacenes y como degustador en una empresa de té. Enseguida se hizo un nombre como actor y declamador, y pronto fundó su propia compañía de teatro, especializada en recitales individuales de Shakespeare. Sentía especial devoción por *El mercader de Venecia* y *Hamlet*.

PROBLEMAS CON LA VOZ

Muy pronto reaparecieron los problemas respiratorios que habían atormentado a Alexander de niño. Su voz se volvió ronca y en una ocasión incluso se quedó afónico durante una actuación. Desde entonces, se mostraba reacio a aceptar compromisos profesionales por miedo a que le fallase la voz en un momento crucial ante el público. Consultó a médicos y logopedas, que le recetaron medicación y le enseñaron a descansar la voz y hacer gárgaras. Pero estas soluciones solo le aliviaban por un tiempo.

La profesión que amaba peligraba y estaba dispuesto a todo para encontrar un remedio. Al final, uno de sus médicos le recomendó un descanso absoluto de la voz durante dos semanas antes de su siguiente recital. El médico le garantizó que si cumplía las instrucciones al pie de la letra, recuperaría la voz.

Para entonces Alexander estaba tan desesperado que apenas habló durante ese tiempo y cuando regresó a los escenarios se alegró al descubrir que la ronquera había desaparecido del todo. Pero su fascinación pronto se tornó en angustia porque antes de llegar a la mitad de la actuación, reaparecieron sus problemas vocales y al final de la función, la afonía era tan intensa que apenas podía hablar. La decepción de Alexander fue indescriptible cuando se dio cuenta de que nunca podría aspirar a más que a un alivio temporal y que, por tanto, debería renunciar a una profesión a la que estaba entregado y se prometía exitosa.

Al día siguiente regresó al mismo médico, pero su único consejo fue que debía continuar con el tratamiento. "Pero –dijo Alexander– si mi voz estaba perfecta cuando inicié el recital y fue empeorando tanto que al final apenas podía hablar, ¿no es razonable concluir que fue algo que hice aquella noche al usar mi voz lo que causó el problema?".

El médico pensó por un momento y le dio la razón, por lo que Alexander preguntó: "¿Puede decirme, entonces, qué es lo que hice para causar el problema?" El médico admitió con franqueza que no lo sabía. "Muy bien, si es así –respondió Alexander– debo intentar averiguarlo por mí mismo".

Este diálogo entre Alexander y su médico sirvió de base a la técnica que iba a empezar a desarrollar. Alexander creía firmemente que si sufrimos dolores de cabeza, de espalda, artritis, insomnio u otras enfermedades, siempre debe haber una causa en el fondo del problema. En realidad, se trata de una modificación de la conocida ley física de la causa y el efecto, es decir, que todas las acciones tienen una reacción opuesta. Alexander había experimentado la reacción al perder la voz. Ahora necesitaba descubrir la acción que estaba causando ese fenómeno.

COMIENZA LA BÚSQUEDA

Es importante recordar que fue la gran pasión de Alexander por el teatro lo que le decidió de manera inquebrantable a llevar a cabo su tarea a pesar de las muchas adversidades.

La historia que sigue es un relato de exploración, un importante viaje de descubrimiento de un hombre que le llevó a descubrir el funcionamiento esencial del cuerpo. Se trata de un viaje complejo y puede ser necesario leer al menos dos o tres veces este apartado para llegar a familiarizarse con la forma de pensar de

Alexander y los principios básicos en los que se basa su técnica.

Todos estos principios se explican detalladamente a lo largo del libro, por lo que le sugiero que vuelva a leer este apartado al final.

Tras la conversación de Alexander con su médico, solo tenía dos pistas: una era su observación de que la ronquera de su voz se producía cuando estaba declamando y la otra que cuando descansaba la voz o se limitaba a hablar normal, la ronquera desaparecía.

El viaje había comenzado. Empezó a observarse minuciosamente en el espejo, primero hablando normal y después declamando unos versos de Shakespeare. Repitió el experimento muchas veces y descubrió que cuando solo hablaba no notaba nada extraño, pero que cuando declamaba ocurrían tres cosas:

- Solía echar la cabeza hacia atrás contra la columna vertebral.
- Su laringe se presionaba (la zona de la garganta que contiene las cuerdas vocales).
- Empezaba a aspirar por la boca produciendo un sonido jadeante.

Si hace lo que yo hice, podrá hacer lo que yo hago.
FREDERICK MATTHIAS ALEXANDER

Tras notar estas tendencias, volvió a observarse durante el habla normal y descubrió que hacía exactamente lo mismo, pero en menor grado, por lo que antes no lo había percibido. Cuando descubrió esta acusada diferencia entre lo que hacía al hablar normal y lo que hacía cuando declamaba, se dio cuenta de que era un indicio inequívoco que podría explicarlo todo y, por tanto, se animó a explorar más.

El siguiente paso era encontrar un modo de evitar o cambiar estas tendencias perjudiciales, y entonces se encontró en una encrucijada. Se hizo las siguientes preguntas:

- ¿Era la aspiración al respirar lo que producía la retracción de la cabeza y la presión de la laringe?
- ¿Era el retraer la cabeza lo que causaba la presión de la laringe y la aspiración al respirar?
- ¿Era la presión de la laringe lo que motivaba la aspiración al respirar y la retracción de la cabeza?

En un primer momento, fue incapaz de responder a estas preguntas, así que prosiguió experimentando pacientemente delante del espejo. Al cabo de algún tiempo se dio cuenta de que no podía evitar la aspiración al respirar directamente ni la depresión de la laringe, pero que hasta cierto punto podía evitar echar la cabeza hacia atrás. Esto le condujo a un descubrimiento aún más importante: cuando lograba evitar retraer la cabeza, se reducía indirectamente la aspiración al respirar y se aliviaba la presión de la laringe.

En este punto escribió en su diario:

> No se puede subestimar la importancia de este descubrimiento, puesto que a través del mismo llegué al hallazgo posterior del Control primario del funcionamiento de todos los mecanismos del organismo humano, y esto marcó la primera etapa importante de mi investigación.

Llegados a este punto es importante dejar a un lado la historia para explicar qué entendía Alexander por "Control primario".

EL CONTROL PRIMARIO

El Control primario actúa como el principal organizador del cuerpo. Dirige el funcionamiento de todos nuestros mecanismos y, por tanto, ejerce el control de nuestro complejo organismo humano. Se trata de la relación dinámica entre la cabeza y el resto del cuerpo, y se suele denominar "relación cabeza-cuello-espalda". Pero esta relación no se basa en una postura, sino en la libertad de cada parte respecto a la otra.

Cuando, debido al exceso de tensión muscular, la cabeza se retrae y cae, interfiere con el Control primario. A su vez, puede afectar a otros reflejos del cuerpo, y acarrear la falta de coordinación y equilibrio. Un buen ejemplo de ello se aprecia en la equitación. Cuando un jinete quiere detener el caballo, le tira de la cabeza hacia atrás con las riendas y el animal inmediatamente pierde la coordinación y pronto se para. También se puede demostrar con un gato: si se le empuja con cuidado la cabeza hacia atrás, no puede moverse bien hasta que su cabeza, cuello y espalda vuelven a estar coordinados.

Tras el descubrimiento inicial del Control primario, Alexander también observó que cuando era capaz de evitar el mal uso de su cabeza y laringe, la ronquera de su voz disminuía en la misma medida. Cuando le examinaron los médicos más tarde, apreciaron una mejoría considerable en el estado de sus cuerdas vocales y su laringe. Esto vino a confirmar su sospecha de que el modo en que "se usaba" tenía un efecto notable en el funcionamiento de su respiración y su voz. (Alexander empleó palabras y oraciones muy precisas para describir sus nuevos descubrimientos. Por ejemplo, un término como "usarse a sí mismo" puede sonar extraño, pero es más correcto que "usar su cuerpo", ya que se refería a usar todo su ser y no solo su cuerpo.)

La segunda observación importante fue que: *el modo en que se usaba a sí mismo afectaba directamente al funcionamiento de su cuerpo y, por tanto, afectaba a su comportamiento.*

Después de meditar sobre el tema, Alexander concluyó que si adelantaba la cabeza todavía más, podía influir más aún en el funcionamiento de su voz y eliminar la ronquera por completo. Así que procedió a "colocar" la cabeza hacia delante. No obstante, descubrió que pasado cierto punto, tendía a bajar la cabeza además de adelantarla, lo que, por tanto, tenía el mismo efecto nocivo en sus órganos vocales y respiratorios.

Alexander siguió experimentando durante mucho tiempo, por lo que pudo apreciar que si usaba su cabeza y su cuello de este modo, también tendía a elevar el pecho y acortar su estatura. Esta observación tuvo repercusiones transcendentales, como veremos a continuación.

La siguiente observación importante fue que: *retraer la cabeza afectaba a todo su organismo.*

Alexander realizó más experimentos y se percató de que su tendencia a elevar el pecho también le hacía arquear más la columna vertebral, así como contraer la espalda. Por ello concluyó que: *el mal uso que había notado no era solo de partes específicas (como supuso en un primer momento), sino de todo su ser.*

Más tarde examinó el efecto que tenía el acortamiento y el alargamiento en su voz. Descubrió que obtenía los mejores resultados (es decir, estaba menos afónico) cuando alargaba su estatura, pero al *tratar* de hacerlo, se dio cuenta de que solía acortarse más que alargarse. Trató de buscar una explicación para ello y observó que tendía a bajar y a retraer la cabeza. De este modo, se percató de que para mantener una estructura alargada: *debía subir y echar la cabeza hacia delante.*

Alexander creía que por fin había resuelto el problema, pero no fue así de momento. Al declamar y tratar de levantar y echar la cabeza hacia delante, notó que seguía elevando el pecho, arqueando la columna vertebral y contrayendo la espalda. Esto le hizo sospechar que lo que *pensaba* que estaba haciendo y lo que en realidad estaba haciendo eran dos cosas completamente distintas.

En esta fase del proceso, colocó otros dos espejos, uno a cada lado del primero. Con su ayuda pudo ver que sus sospechas estaban justificadas y que, cuando intentaba alargar el cuerpo y hablar simultáneamente, en realidad echaba la cabeza hacia atrás (y no hacia delante como era su intención). Por casualidad había dado con lo que más tarde denominaría apreciación sensorial imprecisa.

APRECIACIÓN SENSORIAL IMPRECISA

Simplificándolo significa que el sistema de respuesta sensorial que nos informa de dónde nos encontramos en el espacio en relación a la Tierra a veces puede no ser fiable. Esto también se aplica a la relación de una parte de nuestro cuerpo con otra. Como en el caso de Alexander, lo que *sentimos* que estamos haciendo puede ser, en efecto, lo opuesto a lo que en realidad estamos haciendo. Esta es probablemente la mayor dificultad cuando se aprende la técnica, y volveré sobre este tema más adelante (ver páginas 64-75).

Para entonces Alexander estaba muy disgustado. Aunque había localizado la causa de su problema y creía haber encontrado el remedio, era incapaz de ponerlo en práctica porque no podía realizar las acciones que había previsto. Revisó cuidadosamente la situación y decidió que no podía hacer más que perseverar.

Continuó experimentando consigo mismo durante meses obteniendo éxitos y fracasos. Comenzó a ser consciente de que acumulaba un gran exceso de tensión muscular, sobre todo en los dedos, los pies y las piernas. Los dedos de sus pies estaban contraídos y doblados hacia abajo de tal forma que hacían que sus pies se arquearan demasiado y echaran el peso de su cuerpo hacia su parte externa. Obviamente, esto perjudicaba a todo su equilibrio. Alexander cada vez estaba más convencido de que la cantidad anormal de tensión muscular en sus piernas y sus pies estaba asociada indirectamente a la pérdida de voz.

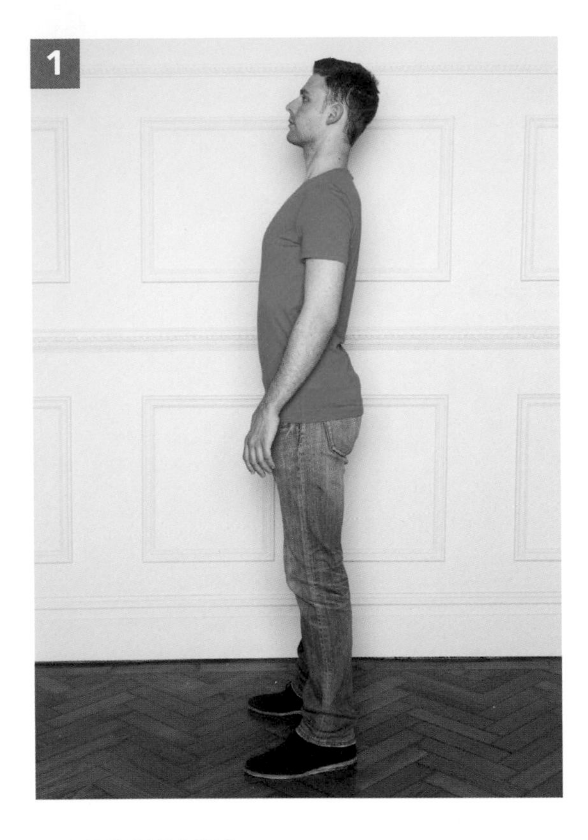

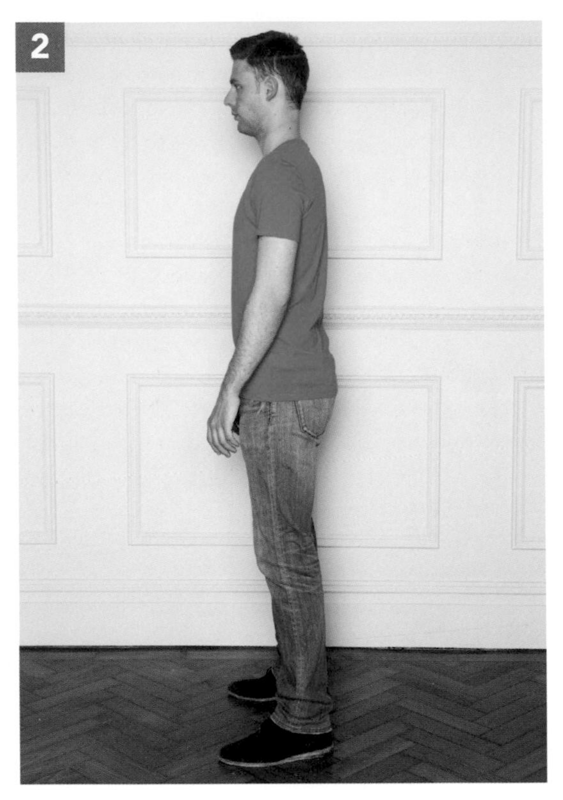

↑ 1. Al tratar de estar de pie y erguidos puede que en realidad nos inclinemos hacia atrás.
2. Cuando se está erguido se suele sentir que se está demasiado hacia delante.

DIRECCIONES

Poco a poco Alexander cayó en la cuenta de que sus esfuerzos hasta la fecha habían estado mal enfocados, por lo que se preguntó: "¿Cuál es la dirección de la que he estado dependiendo?". Tuvo que admitir que nunca había pensado en cómo se dirigía a sí mismo, sino que se había usado en el modo que le parecía natural.

En este punto examinó toda la información que había conseguido hasta el momento. Las cuestiones que notó fueron:

- Que retraer y bajar la cabeza cuando pensaba que la echaba hacia arriba y hacia delante era una prueba de que el movimiento de las partes específicas relacionadas estaba siendo mal dirigido y que esta mala dirección estaba asociada a su sensación de inseguridad.
- Que esta mala dirección era inconsciente y, junto a la sensación de inseguridad asociada, formaban parte esencial del uso habitual de sí mismo.

- Que esta mala dirección inconsciente que llevaba a un uso habitual equivocado de sí mismo, en concreto el uso incorrecto de su cabeza y cuello, ocurría como resultado de la decisión de usar su voz. Es decir, esta mala dirección era una respuesta instintiva al estímulo de usar su voz.

El paso siguiente consistía en descubrir qué dirección sería necesaria para provocar un uso nuevo y mejorado de la cabeza y el cuello influyendo, por tanto, indirectamente en la laringe, la respiración y otros mecanismos del cuerpo.

Alexander se dio cuenta de que si quería reaccionar satisfactoriamente al usar la voz, debía cambiar sus antiguos hábitos instintivos (irracionales) por un uso nuevo y consciente (razonado) de sí mismo. Cuando declamaba empezó a "dirigirse" a sí mismo conscientemente para corregir sus antiguos hábitos inadecuados. Pronto tuvo que enfrentarse a experiencias sorprendentes e inesperadas:

- No encontró una línea divisoria clara entre las direcciones razonadas o irracionales.
- Logró usarse a sí mismo de una forma mejorada y nueva hasta el punto de hablar de verdad cuando volvió a su antiguo uso habitual.
- En cuanto intentaba lograr un fin (o lo que es lo mismo, declamar), sus hábitos inconscientes dominaban sus direcciones razonadas, que denominó "órdenes".

Alexander estaba muy decepcionado ante estos resultados. Aunque estaba descubriendo muchas cosas gracias a sus experimentos, parecía incapaz de cambiar el modo de usarse a sí mismo mientras declamaba. Su crispación le hizo renunciar a sus intentos de "hacer" cualquier cosa para lograr su fin y al final entendió que si quería controlar sus hábitos inconscientes instintivos, primero debía dejar de "hacer" cualquier cosa como respuesta inmediata al estímulo de hablar. Denominó a esto "inhibición".

INHIBICIÓN

Alexander se dio cuenta de que renunciando a intentar hacer algo y simplemente pensando cómo dirigirse había logrado lo que había tratado de hacer durante años, es decir, que solo pensando en que su cabeza fuera hacia delante y hacia arriba evitaba que se desplazase hacia atrás y esto, a su vez, alargaba su cuerpo y producía un efecto beneficioso en su laringe y sus cuerdas vocales. Con el tiempo a Alexander se le ocurrió un plan que suponía usar la inhibición y la dirección, y lo practicó una y otra vez hasta que logró los resultados que buscaba.

Llegados a esta fase escribió:

> Después de trabajar en este plan durante un tiempo considerable, me liberé de mi tendencia a volver a mi uso habitual equivocado cuando declamaba, y el acusado efecto de esto en mi funcionamiento me convenció de que por fin iba por el buen camino, ya que una vez libre de esta tendencia, también me liberé del problema de garganta y de las cuerdas vocales, y de las dificultades respiratorias y nasales que me habían esclavizado desde que nací.

De modo que, como suele ocurrir, Alexander se había topado casi accidentalmente con información crucial sobre el funcionamiento del cuerpo y sobre cómo interferimos en muchos de nuestros procesos sin ni siquiera darnos cuenta de que lo hacemos. Cuando Alexander notó por primera vez que intervenía en los reflejos de su cuerpo al echar la cabeza hacia atrás y hacia abajo, pensó que se trataba simplemente de una característica personal. Más tarde, ya de profesor, se percartó de que formaba parte de la idiosincrasia de toda la civilización moderna.

EL DESARROLLO DE LA TÉCNICA

Después de encontrar la solución a su problema, pronto se propagó la noticia de que Alexander había logrado "curarse" a sí mismo y muchos actores y declamadores comenzaron a hacerle consultas. Pronto se dio cuenta de que imponiendo con cuidado sus manos podía corregir las muchas y variadas dolencias de otras personas.

Aunque retomó su carrera de actor y declamador, también empezó a dar cursos sobre su técnica profesionalmente. En este momento se le sumó su hermano pequeño, Albert Redden Alexander, y juntos diseñaron varios métodos e instrucciones que incorporaron a la técnica. Los dos hermanos trabajaron juntos durante aproximadamente seis años impartiendo clases en Sídney y Melbourne.

La práctica continuó desarrollándose a medida que el énfasis comenzó a desviarse del desarrollo de la voz al control de las reacciones en todo el cuerpo. Varios médicos comenzaron a derivar a sus pacientes a los hermanos Alexander. Uno de ellos, el Dr. J. W. Stewart McKay, un eminente cirujano de Sídney, convenció a Alexander para que viajase a Londres a exponer la técnica ante un público más amplio.

Abandonó Australia para siempre en la primavera de 1904 y con una única carta de presentación del Dr. McKay pronto abrió una consulta en Victoria Street, y después se trasladó al 16 de Ashley Place, en el centro de Londres.

Alexander enseguida estableció sus métodos de enseñanza y se convertió en casi un ídolo. Fue profesor de muchos personajes destacados, entre otros George Bernard Shaw, Aldous Huxley, el actor sir Henry Irving, sir Charles Sherrington (premio nobel de Fisiología o Medicina) y el profesor E. Coghill, anatomista y fisiólogo.

Alexander siguió ejerciendo en Londres hasta que estalló la guerra en 1914, momento en que zarpó hacia Estados Unidos para introducir allí su técnica. Durante un tiempo, alternó periodos de seis meses entre Gran Bretaña y América. En 1925 se instaló de nuevo en Londres y fundó una escuela para enseñar su técnica a niños. Esta escuela estuvo abierta hasta que en 1934 se trasladó a Bexley, en Kent.

EL CURSO DE FORMACIÓN SOBRE LA TÉCNICA ALEXANDER

Cuando Alexander cumplió 60 años, muchos grupos le presionaron para que abriera una escuela de formación para profesores antes de que muriera sin dejar un heredero que continuara su trabajo. En 1931 impartió el primer curso de formación sobre la Técnica Alexander en su casa, en Ashley Place. Siguió impartiendo clases particulares y formando a profesores hasta que murió en octubre de 1955.

Tras su muerte, la técnica se ha hecho famosa en todo el mundo, ya que cada vez más personas recurren a ella con la esperanza de lograr una solución para sus problemas cuando los demás medios han fracasado.

3

Los beneficios de la Técnica Alexander

Ya hemos podido comprobar, con creciente asombro, mejoras muy notables en cosas tan diversas como la hipertensión, la respiración, la profundidad del sueño, el buen humor general y la lucidez, la resistencia ante las presiones externas y también en habilidades tan delicadas como tocar un instrumento musical.

PROFESOR NIKOLAAS TINBERGEN, PREMIO NOBEL DE FISIOLOGÍA O MEDICINA 1973, DISCURSO DE ACEPTACIÓN

La Técnica Alexander es un método muy sencillo pero profundo que nos ayuda a tomar más conciencia del equilibrio, la postura y la coordinación de nuestros cuerpos cuando realizamos distintas actividades cotidianas. Esto nos permitirá ser más conscientes del exceso de tensión muscular que muchos de nosotros ejercemos sin saberlo en nuestros cuerpos. Esta tensión inadvertida se va acumulando a lo largo de los años y más adelante puede ocasionarnos agarrotamientos, dolores e incluso deformidades, que solemos aceptar como una parte inevitable del envejecimiento.

Al principio resulta complicado comprender que el deterioro que damos por sentado no es normal ni inevitable. Y como nos han hecho creer que el desgaste general provoca gran parte de nuestros dolores y molestias, muchos de nosotros ni nos molestamos en buscar un remedio. Aguantamos el malestar sin rechistar y cuando nuestro médico nos dice: "esto es lo que debe esperar a su edad", solo viene a confirmar lo que ya pensábamos.

Hace algún tiempo, una mujer de unos 50 años asistió a mis clases de Alexander. Había acudido al médico porque le dolía mucho la rodilla derecha. Después de muchas pruebas el médico le diagnosticó artritis. Ella le pidió que le explicara en qué consistía y el médico le comentó que era el desgaste normal de las articulaciones y que debía aceptarlo puesto que tenía más de 50 años. Estaba desconcertada y le respondió: "pero tengo dos rodillas y, que yo sepa, tienen exactamente la misma edad. ¿Por qué una está desgastada y la otra está perfectamente?". En las clases de Alexander pudo apreciar que tenía la costumbre de apoyarse en la pierna derecha y que esa era la raíz del problema. Aprendió a pisar más uniformemente con ambos pies y en poco tiempo, el dolor de la rodilla había desaparecido.

Muchas de nuestras dolencias las causa o agrava directamente una mala postura, que puede evitarse si usamos nuestros cuerpos con coordinación a lo largo de nuestra vida. El dolor es el último recurso de la naturaleza, su modo de informarnos de que algo va mal, pero antes hay otras señales que solemos ignorar o que pasan desapercibidas. Incluso cuando tenemos muchísimo dolor, en lugar de escuchar lo que el cuerpo trata de decirnos, solemos eliminar los síntomas con diversos analgésicos. Si nos preguntáramos qué es lo que causa tanto sufrimiento físico, podríamos adquirir una nueva percepción sobre cómo sentarnos, estar de pie o movernos sin estar tan tensos y así aliviar las molestias y los dolores.

Hoy en día, resulta raro ver a alguien con una postura correcta. La forma de sostener nuestros cuerpos es el resultado de una acumulación de experiencias pasadas: físicas, emocionales y mentales. Nos quedamos atrapados en ciertas posturas sin darnos cuenta de que la rigidez que hemos adoptado no es natural o puede causar problemas de salud en el futuro. Un ejemplo de ello es la depresión. Se ha observado que la gente que se encorva puede acabar sufriendo una depresión, mientras que la que está erguida o equilibrada de pie o sentada no suele tener depresiones.

MOTIVOS POR LOS QUE NUESTRA POSTURA CAMBIA CON LA EDAD

- Muchas horas sentados en clase.
- La falta de ejercicio.
- La continua estimulación inadecuada del reflejo del miedo.
- La rapidez con la que solemos desempeñar nuestras tareas.
- La actitud orientada hacia el objetivo que se nos enseña de niños y en el trabajo.
- Una clara falta de interés por el presente.
- El desarrollo de hábitos físicos y mentales.

MUCHAS HORAS SENTADOS EN CLASE

En sus primeros años un niño se mueve con libertad y de forma natural. Si observa la postura de un niño de cuatro años y después la de un adolescente de 16, apreciará diferencias muy evidentes y llamativas. El niño estará más erguido de forma natural y sin esfuerzo, mientras que el adolescente estará mucho más encorvado y siempre tensará la región lumbar para mantenerse derecho mientras está sentado o de pie. Esto provocará un acortamiento de toda su estructura.

Este proceso suele comenzar unos meses después de comenzar el colegio. Cualquier profesor de primaria sabe que los niños no quieren estar quietos, aunque sea la única forma de mantener el orden en clase. Sentarse durante un rato está bien, especialmente si el niño acepta, pero el número de horas que debe permanecer sentado aumenta con la edad hasta que en la preadolescencia llega a las 10 horas al día si se tiene en cuenta el tiempo dedicado a hacer los deberes, estar en el ordenador o ver la televisión. Esto es perjudicial por dos motivos:

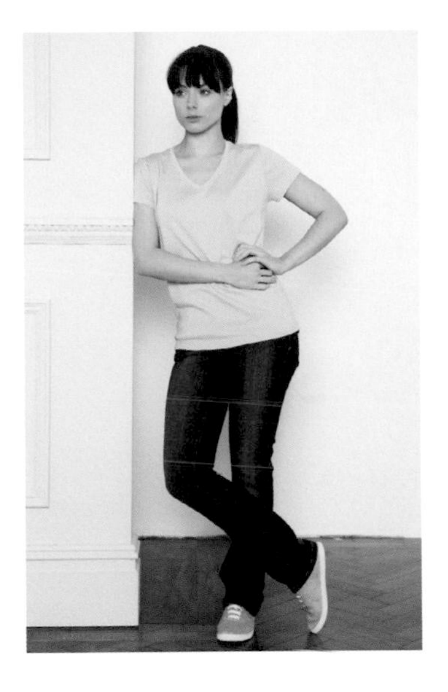

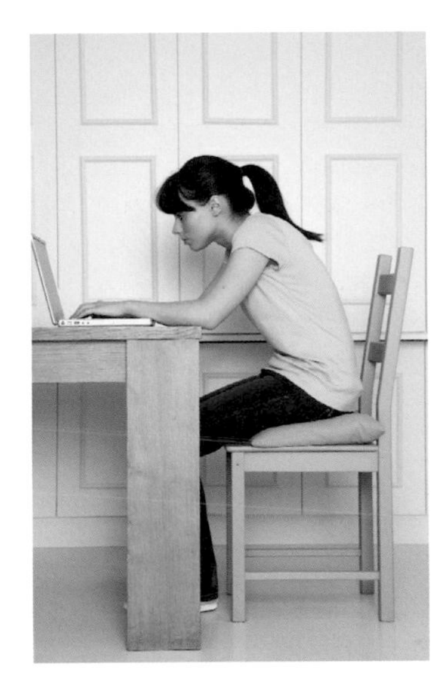

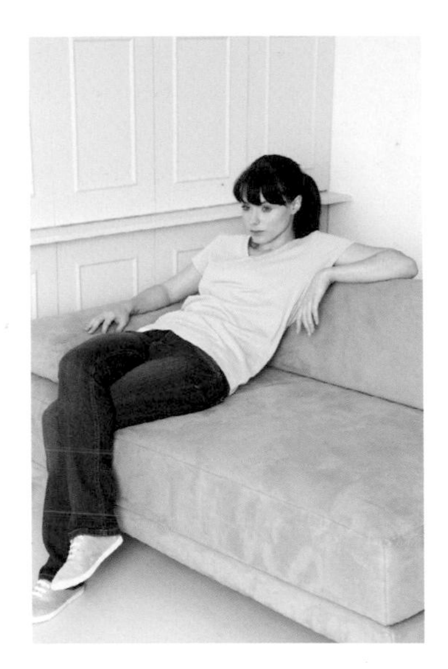

↑ **Nuestra forma de sentarnos o estar de pie puede ejercer una tensión innecesaria en el sistema muscular.**

- Mantenerse quietos durante un tiempo determinado provoca cansancio y la consecuente tensión en muchos músculos.
- En general, el diseño de las sillas no tiene en cuenta la mecánica humana. Por naturaleza todos tendemos a encorvarnos cuando nos desplomamos en una silla o un sofá.

También es importante percatarse de que la columna vertebral sufre más presión cuando se está sentado que en cualquier otra postura.

Si observa atentamente a los niños, notará que se encorvan cuando comienzan a pensar en sus cosas. Debido a la desmesurada cantidad de horas que pasamos sentados, esta postura se convierte en la norma y, por tanto, arraiga en nuestra forma habitual de ser.

Un niño que empiece el colegio a los cinco años y termine a los 18 probablemente pasará sentado más de 20.000 horas.

LA FALTA DE EJERCICIO

Esta falta de movimiento al tener que estar sentados mucho tiempo no termina cuando acabamos el colegio. He preguntado a miles de personas de todos los ámbitos cuántas horas pasan sentados en un día normal. Las respuestas oscilan entre cuatro y la friolera de 14 horas, pero la media es de 10 horas al día, que supone casi dos tercios del tiempo que estamos despiertos.

Emplear muy pocos músculos a su máxima capacidad nos hace perder poco a poco mucha flexibilidad hasta que en la vejez apenas podemos movernos. Pero Alexander, incluso a los 85 años, podía mantener el equilibrio sobre una pierna mientras movía la otra sobre el respaldo de una silla de 1 m de altura, una hazaña que les costaría realizar a muchos treintañeros.

LA CONTINUA ESTIMULACIÓN INADECUADA DEL REFLEJO DEL MIEDO

Durante nuestra infancia, y también en la vida adulta, acumulamos experiencias que nos hacen retraernos, como cuando nos regañan los padres, profesores o jefes, nos ridiculiza nuestro grupo paritario y nos rechazan nuestros amigos o seres queridos. Si estos sucesos se repiten con frecuencia, pueden hacer que seamos demasiado introvertidos y que con el tiempo adoptemos una postura que refleje nuestra actitud defensiva. Esta postura se mantendrá mucho tiempo después de que la causa inicial haya cesado. Una postura defensiva es fácil de identificar por los hombros encorvados, el torso doblado y un exceso de tensión en los músculos del cuello.

LA RAPIDEZ CON LA QUE SOLEMOS DESEMPEÑAR NUESTRAS TAREAS

A menudo tenemos que efectuar muchas actividades en un tiempo determinado y estamos más presionados que nuestros antepasados. Sin ninguna duda, esto nos causará ansiedad y tensión, y si se repite continuamente, nos hará adoptar ciertas posturas como respuesta.

LA ACTITUD ORIENTADA HACIA EL OBJETIVO QUE SE NOS ENSEÑA DE NIÑOS Y EN EL TRABAJO

Alexander trató detenidamente el tema de la "orientación hacia el objetivo". Se refería al hombre civilizado como una raza de logradores de fines, es decir, que nos suele interesar más alcanzar una meta que experimentar los medios por los que logramos dicha meta. A causa de esto, nuestras postura y coordinación se pueden ver seriamente afectadas al realizar incluso las tareas más simples. Resulta casi increíble la tremenda fuerza corporal que los inteligentes seres humanos tienen que emplear para realizar una acción tan sencilla como estar de pie, solo porque están más interesados en el resultado final que en cómo deberían realizar una actividad así. Si no se controla, causará dificultades posturales más adelante.

UNA CLARA FALTA DE INTERÉS POR EL PRESENTE

La falta de interés por el presente se genera principalmente por la forma en que constantemente miramos hacia el futuro. La sociedad nos alienta a querer más, a mirar siempre hacia delante, un tiempo que promete ser más satisfactorio. Por ejemplo, meses antes de Navidad, nos bombardean con anuncios navideños, y pasadas esas fechas empiezan a tentarnos con las vacaciones de verano.

EL DESARROLLO DE HÁBITOS FÍSICOS Y MENTALES

Todos creamos hábitos, tanto corporales como mentales, pero muchos de ellos escapan a nuestro nivel de consciencia. Estos hábitos nos resultan cómodos y, por ello, son difíciles de cambiar, ya que al principio las nuevas formas de movernos pueden resultar raras. No obstante, los hábitos pueden desequilibrar todo el organismo y hacernos desarrollar posturas rígidas, lo que puede provocar que ciertas posturas se fijen.

La postura corporal es un proceso en continuo cambio, dependiendo de dónde estemos en el espacio. Se podría decir que una "mala postura" es la que está fija en un lugar y que una "buena postura" es la que varía en función del humor y los movimientos del cuerpo. Las consecuencias de una postura rígida pueden ser:

Respiración superficial

Por supuesto, esto afectará a todo el sistema, ya que todos los órganos del cuerpo necesitan oxígeno.

Hipercansancio

El continuo esfuerzo para mantener una postura consume la energía que podríamos emplear en hacer lo que nos gusta.

Estrés

Todo nuestro organismo estará sometido a una tensión constante, que a la larga se transformará en dolor.

Depresión

Es bien sabido que muchas de las personas que sufren depresiones suelen tener una pronunciada postura encorvada.

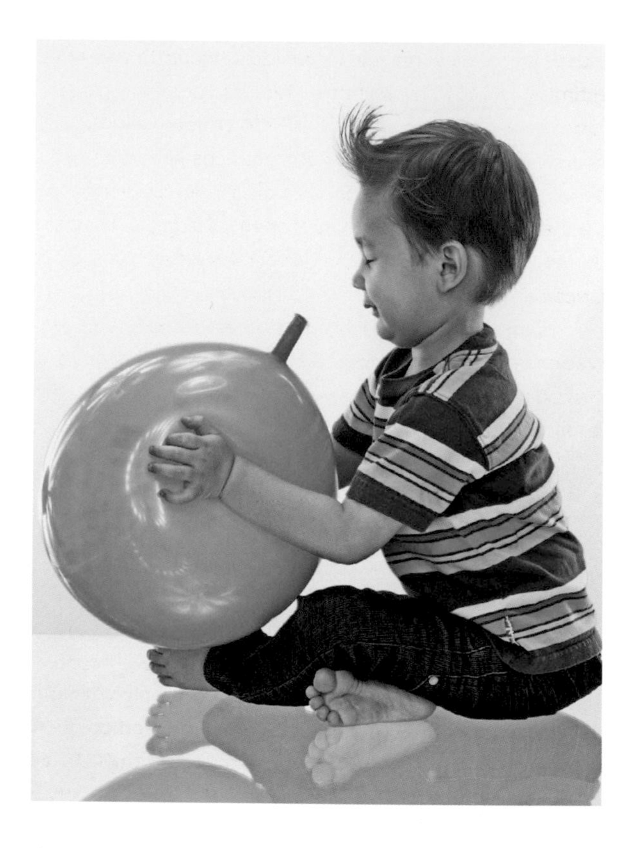

↑ **Las espaldas de los niños casi siempre están erguidas y rectas sin esfuerzo.**

EL ORIGEN DE LA MALA POSTURA

Ya a partir de los cinco o seis años la postura corporal comienza a deteriorarse, y a los nueve o diez años dejamos de estar tan erguidos. La postura defensiva del niño frente al mundo hostil se congela en el tiempo y ya pueden haberse sembrado las semillas de los futuros problemas de salud. Las consecuencias de años de estar doblados sobre el pupitre se pueden apreciar en muchos adultos en forma de joroba u hombros encorvados. Muchas enfermedades y dolencias habituales se originan o se agravan por las tensiones que soportamos inconscientemente.

El coste de hacer un mal uso de nuestros cuerpos es alto, no solo para nosotros, sino para toda la sociedad. Por ejemplo, las pérdidas en productividad solo por dolores de espalda suponen millones cada año. Sería necesario recapacitar sobre ello, pero lamentablemente el sentido común parece escasear en muchas facetas de nuestras vidas. Si un día llega a casa y ve que hay una gotera en el techo, no se limitará a tapar la zona mojada, sino que primero localizará la fuente de la fuga para evitar que el problema empeore. Entonces, ¿por qué cuando se trata de nuestra salud, solo nos fijamos en los síntomas y rara vez investigamos las causas básicas de nuestras enfermedades?

La respuesta es que sencillamente no sabemos por dónde empezar, y ahí es donde entra la Técnica Alexander.

LAS PRESIONES DE LA VIDA COTIDIANA

En este apartado, me gustaría aclarar cómo el descubrimiento de Alexander puede resultar útil en nuestra vida cotidiana. Como recordará, sus problemas vocales se originaban por una tensión

Nota

Es importante señalar que una mejor postura es solo el resultado de practicar la Técnica Alexander y no, como mucha gente piensa, el fin en sí. Al liberar tensión muscular, todo nuestro cuerpo puede trabajar de forma más natural, restituyendo así la postura natural y la facilidad de movimiento que perdimos de niños.

muscular innecesaria que se producía cuando reaccionaba frente al estímulo de declamar. Hoy en día, nos acosan con estímulos por todos lados porque nuestro mundo se mueve de forma trepidante. Nuestro sistema de reflejos automáticos se encuentra bajo una presión continua para estar a la altura del creciente ritmo de vida, y a menudo sentimos que no tenemos tiempo para meditar antes de actuar. Por esta razón, empezamos a funcionar de forma mecánica e inconsciente.

Casi nunca nos paramos a pensar si habría un modo más fácil o adecuado de abordar incluso las tareas más sencillas y nuestros cuerpos comienzan a acumular fuertes tensiones, que suelen pasar totalmente inadvertidas hasta que sentimos dolor. Un buen ejemplo de ello es cuando se aprende a conducir: apretamos el volante con tanta fuerza que después nos duelen las manos. No somos conscientes de esta sobreactividad innecesaria e inadecuada del sistema muscular. Debido a las tremendas exigencias que nos impone la vida contemporánea, acumulamos un estrés que suele pasar desapercibido y, por tanto, no se controla.

Nos hemos complicado la vida más de lo necesario. Por ejemplo, piense en cómo una tarea tan sencilla como ir de compras se ha convertido en algo estresante. Vamos en coche, pasamos 10 minutos dando vueltas para encontrar aparcamiento y nos molestamos si alguien nos quita la plaza que estábamos esperando. Cuando por fin encontramos un sitio, normalmente tenemos un tiempo limitado para las compras, si por lo que sea nos entretenemos, tenemos que correr al coche para poner otro tique. Asimismo, piense en cuando hay que llevar a los niños a la escuela a tiempo. Todos hemos visto a padres agobiados a las puertas de un colegio por la mañana. La mayoría de los niños tienen una noción del tiempo totalmente distinta a la de los adultos, por lo que los padres tienen que estar continuamente encima de ellos para que sean puntuales y esto supone una carga en todos los aspectos.

Existen innumerables situaciones en la vida cotidiana que nos causan estrés, que después se convierte en tensión muscular y si no se controla y se deja que continúe, puede contribuir a muchas enfermedades relacionadas con el estrés, como la hipertensión, la trombosis coronaria, las cefaleas tensionales, la osteoartritis y los dolores de espalda. Nos gastamos un dineral en medicamentos para combatir enfermedades que nos solemos causar nosotros mismos.

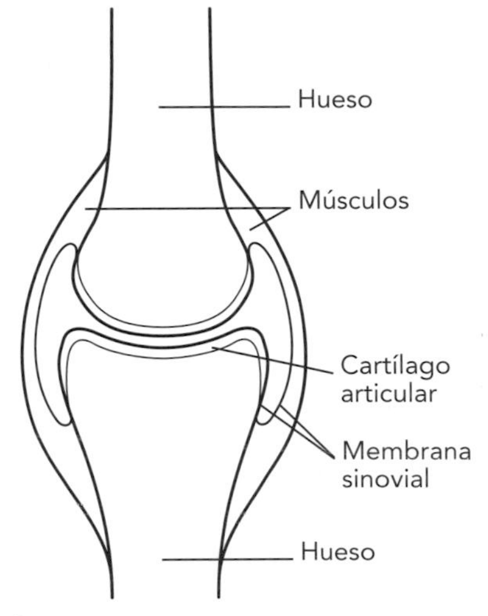

↑ Articulación sana.

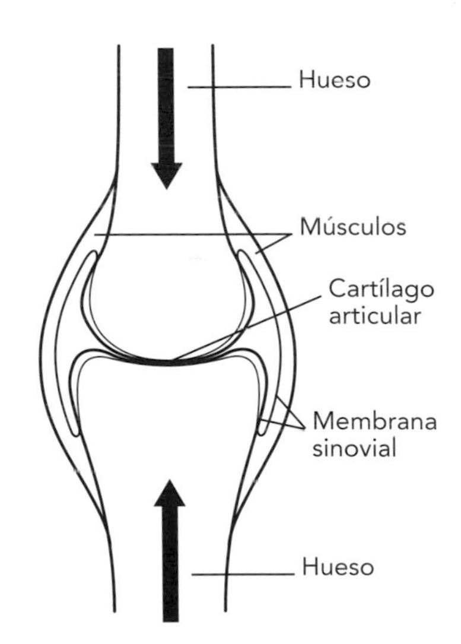

↑ Articulación con artritis. Un exceso de tensión en los músculos puede hacer que los huesos se junten y con el tiempo la articulación se puede terminar desgastando.

Problemas de salud habituales a los que

HIPERTENSIÓN

La hipertensión consiste en tener una presión sanguínea alta, que si se eleva hasta cierto grado puede provocar lesiones cardiacas o accidentes cerebrovasculares. Todavía se desconocen las causas de la tensión alta, pero se cree que se produce cuando las arteriolas sufren espasmos, probablemente causados por la adrenalina que se genera por la tensión emocional, mental o física.

En las décadas de 1960 y 1970, el profesor Frank Pierce Jones dirigió unos estudios en la Universidad de Tufts (EE.UU.) en los que empleó equipos de electromiografía (EMG) para demostrar que la Técnica reducía considerablemente los niveles de estrés. Sería una alternativa a la gran cantidad de medicamentos para la hipertensión que se consumen porque las clases de Alexander no solo no producen efectos secundarios adversos, sino que pueden ser bastante más económicas.

TROMBOSIS CORONARIA

La trombosis coronaria, más conocida como infarto, se produce por el estrechamiento de una ramificación principal de una de las arterias coronarias, lo que puede deberse al exceso de tensión en los músculos que rodean esa arteria en concreto. En su libro *El principio de Matthias Alexander*, el doctor Wilfred Barlow afirmó:

> He visto a muchas personas que han padecido de trombosis coronaria y jamás he visto un caso que no presentara la parte superior del pecho visiblemente levantada y contraída. A mí me parece esencial que esos pacientes aprendan a relajar la tensión torácica de tal modo que a ello le siga una mejora de su uso general.

ENFERMEDADES GASTROINTESTINALES

Las enfermedades gastrointestinales figuran a la cabeza de los trastornos vinculados al estrés. Un ejemplo de ello es la úlcera estomacal, una enfermedad muy dolorosa que suele estar asociada a profesiones con mucha presión, que someten a las personas a un exceso de tensión constante. Las úlceras o dolencias parecidas se suelen desarrollar en poco tiempo y son síntomas de que hay que bajar el ritmo.

Uno de los principales objetivos de la técnica es ayudarnos a tomarnos nuestro tiempo y de este modo, lograr mucho más, y si no piense en el refrán "Vísteme despacio que tengo prisa".

puede ayudar la Técnica Alexander

CEFALEAS TENSIONALES

En la actualidad, las cefaleas tensionales son muy frecuentes. Suelen estar provocadas por un agarrotamiento excesivo en los músculos del cuello y los hombros (el esternomastoideo y el trapecio). Mi experiencia ha demostrado que los alumnos de Alexander que sufren cefaleas enseguida afirman que el dolor es menos intenso y frecuente. También he comprobado que cuando un alumno con cefaleas acude a mí, si es capaz de relajar los músculos apropiados deja de dolerle al final de la clase.

MIGRAÑAS

Millones de personas padecen esta dolencia y aunque suele estar relacionada con un desequilibrio hormonal, muchas personas pueden amortiguarla aprendiendo a liberar parte de la tensión que acumulan alrededor del cuello, la cabeza, los hombros y el rostro. Los médicos afirman que aunque las migrañas tienen su base en un desequilibrio químico, pueden desencadonarse o agravarse en situaciones de estrés, como la ansiedad, el ruido alto, la fatiga física o mental, los trastornos emocionales y la depresión.

INSOMNIO

El insomnio lo suele producir la ansiedad de cualquier tipo. Las personas que sufren esta enfermedad suelen tener una mente hiperactiva: se preocupan por las circunstancias del día y, como consecuencia de ello, se irritan más cuando no pueden dormir. Si practican la Técnica Alexander pueden liberar mucha de la tensión que han ido acumulando a lo largo de los años y esto, a su vez, les ayudará a estar más tranquilos y podrán dormir mejor rompiendo, por tanto, el ciclo.

OSTEOARTRITIS

La osteoartritis es el término que denomina la degeneración crónica y posterior deformación de los huesos que componen una articulación. Puede producirse por un exceso de tensión permanente de los músculos que unen los dos huesos afectados.

Como se puede apreciar en el dibujo de la página 39 (inferior), los músculos se acortan hasta tal punto que los dos huesos de unión empiezan a rozarse y a desgastarse. Imagine cuánta tensión se necesita para que se erosione una sustancia tan dura como un hueso. No obstante, es importante destacar que una vez que el músculo consigue alargarse de nuevo, los huesos vuelven a su lugar original (como en el dibujo de la parte superior de la página 39) y puesto que el hueso es un tejido vivo, se puede curar a sí mismo. Por ello, los artríticos pueden sentir alivio cuando toman conciencia y liberan la tensión muscular que ejercen sin darse cuenta.

ASMA

El asma es una enfermedad inflamatoria crónica de las vías respiratorias muy frecuente y sus síntomas aparecen periódicamente, como la obstrucción del flujo de aire y la constricción de los músculos de las paredes de los bronquiolos. Entre ellos también se encuentran la respiración sibilante, la tos, la opresión del pecho y la dificultad para respirar. Liberando tensión, los asmáticos pueden aprender a respirar de forma distinta y muchos de mis alumnos han aliviado o erradicado los efectos del asma y otros problemas respiratorios. De hecho, el propio Alexander sufría problemas de este tipo y se curó él mismo mientras desarrollaba su técnica (ver capítulo 13).

DOLOR DE ESPALDA

En la actualidad el dolor de espalda es una de las enfermedades más comunes. En Reino Unido, se pierden miles de millones de días laborables al año por esta dolencia y alrededor del 85% de los adultos norteamericanos la sufre en algún momento. Debido a su frecuencia, he dedicado un capítulo entero a este tema (ver capítulo 12).

Gran parte de los problemas de nuestra vida cotidiana se producen porque no solemos estar del todo presentes cuando desempeñamos tareas, sino que pensamos en otras cosas. Alexander denominó a esto el "hábito de la mente distraída". No se puede poner en práctica la técnica si no estamos atentos a todas las acciones que realizamos. Como las presiones crecientes de la vida del siglo XXI exigen cada vez más a nuestras mentes y cuerpos, conviene recordar que "el problema de la carrera de ratas es que incluso si ganas, sigues siendo una rata".

LA PREVENCIÓN DE ENFERMEDADES

Aunque la mayoría de la gente no recurre a la Técnica Alexander hasta que le duele algo, una persona sana se puede beneficiar mucho de ella, no solo porque notará más ligereza y consciencia, sino porque le ayudará a prevenir muchos de los problemas mencionados. Puesto que cada vez estamos más sometidos a la presión, resulta fundamental encontrar un modo práctico de ser conscientes de las tensiones acumuladas en el día a día y eliminarlas.

La disminución del estrés

Es evidente que muchos de nosotros no podemos cambiar nuestros estilos de vida. Los niños todavía tienen que llegar a clase a tiempo, los recibos tienen que pagarse y tenemos que seguir desempeñando tareas potencialmente estresantes. Sin embargo, podemos elegir no reaccionar a los estímulos omnipresentes de forma perjudicial para nuestro bienestar. Puede empezar a lograr esto practicando lo siguiente:

Reserve mucho tiempo para llegar adonde tenga que ir. Intente no dejar las cosas para el último minuto, sobre todo si llegar tarde le va a ocasionar tensión.

Evite las fechas límite en la medida de lo posible. No se ciña a horarios específicos, sino a más generales. Por ejemplo, diga "Quedamos entre las 8:30 y las 9:00", en vez de "Quedamos a las 8:45". Trate de recordar que ¡la vida no es una emergencia!

Reserve tiempo para usted. No se agote. Dedique algún tiempo cada día para las cosas que le gusta hacer. Intente escuchar a su cuerpo, ya que nos da muchas señales antes de que se produzca la enfermedad. Merece la pena recordar que los seres humanos decimos que el tiempo pasa, pero el tiempo dice que los que pasan son los seres humanos.

Viva cada día a tope. Preocúpese por el presente, el ayer no puede cambiarse y el mañana aún no ha llegado. Recuerde que el único momento que tenemos es el ahora. Thomas Carlyle escribió: "Nuestro gran negocio no es ver lo que queda vagamente a distancia, sino hacer lo que está claramente a mano".

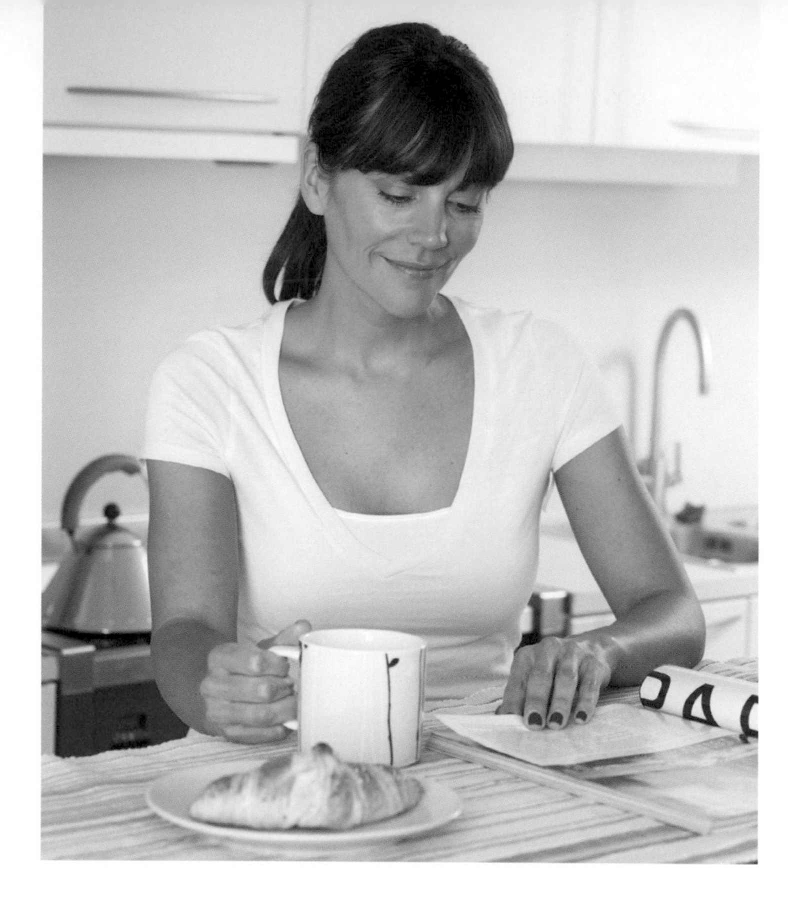

← Tomarse su tiempo cuando come o bebe puede reducir radicalmente el estrés.

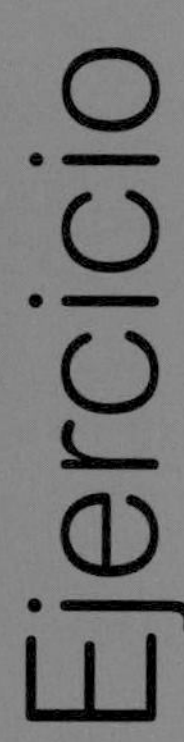

PARE Y NO HAGA NADA

1 Lo primero que hay que hacer para reducir la tensión muscular es parar y no hacer nada durante al menos unos minutos al día, solo estar consigo mismo. De este modo, podrá empezar a notar la tensión o sobrecarga muscular antes de que se acumule y provoque más problemas físicos. Únicamente ha de encontrar 10 minutos al día para desconectar y estar solo, da igual si está sentado o tumbado. Durante este breve periodo es mejor no tener la radio o la televisión encendida y evitar distracciones.

2 Practique el estar solo con sus pensamientos. De esta forma, podrá comenzar a ser consciente del exceso de tensión muscular en todo el cuerpo. Al principio los 10 minutos le parecerán eternos, pero cuando se acostumbre a este periodo tranquilo en su día, pasarán sin darse cuenta.

3 Al principio es difícil dejar a un lado las obligaciones, pero se ocupará de ellas en su debido momento. Solemos descuidar una de nuestras responsabilidades más importantes que es ocuparnos de nosotros mismos.

La historia de Pat

Pat Vince
Edad: 58 | Profesión: empleada de banco

Cuando Pat comenzó las clases de Alexander sufría osteoartritis en el cuello y la columna y tenía la tensión alta. Lo había probado todo: osteópatas, quiroprácticos, fisioterapeutas, tracción esquelética y analgésicos. Afirmó lo siguiente sobre su experiencia:

"No sabía nada en absoluto sobre la Técnica Alexander y la veía con cierto escepticismo. No esperaba demasiado cuando empecé mis clases debido a las experiencias pasadas. Mi principal objetivo era lograr algún alivio del dolor de espalda que sufría desde hacía muchos años, pero no era demasiado optimista. También me importaba como posible ayuda para la tensión, la inquietud y la presión sanguínea alta.

Ahora casi un año después, asistiendo a una clase a la semana y a un taller de fin de semana y no a clases particulares, la técnica me ha transformado. Me ha aliviado mucho el dolor de espalda, se han reducido mucho la angustia y la inquietud, y mi médico ya ni siquiera me toma la tensión.

Tengo mucha más conciencia del funcionamiento de mi cuerpo y he empezado a usarlo de forma mucho más económica. Soy consciente de cuando algunas partes de mi cuerpo están tensas y ahora sé cómo 'relajarlas' y cuando mi cuerpo dice que ya ha tenido suficiente, soy capaz de dejarlo todo para mañana, en lugar de insistir en hacerlo hoy. Las lecciones sobre las causas y los remedios de la inquietud fueron muy beneficiosas y la psicología de usar la mente para crear un cambio en el cuerpo me ayudó a reducir las continuas tensiones de mi mente, por lo que ahora soy una persona con mucha menos tensión y muchas de mis preocupaciones han desaparecido.

Aún tengo mucho por aprender, pero estoy muy contenta con los beneficios logrados de momento".

Cada vez hay más cursos sobre gestión del estrés y clases de relajación, pero muchos casi nunca llegamos a la raíz de lo que nos hace estar estresados en primer lugar. En el mundo occidental, tenemos seguros para protegernos frente a los cambios externos que puedan ocurrir en nuestras vidas, pero no solemos pensar en protegernos de los cambios internos que ocasionan tantas dolencias.

Hace muchos años, en China los enfermos solo pagaban a su médico si se recuperaban y no, como hacemos hoy, cuando nos encontramos mal. Por tanto, el médico estaba muy motivado a curar a sus pacientes. No solemos valorar nuestra salud hasta que enfermamos, por lo que ignoramos las señales que nuestro cuerpo emite. No nos percatamos de que la rigidez y el agarrotamiento casi siempre se pueden evitar si nos usamos de forma distinta. La Técnica Alexander nos ayuda a liberarnos de los hábitos de toda una vida renovando la flexibilidad y la facilidad de movimiento.

2

Comprender la Técnica Alexander

4

Inhibición

*Entre el estímulo y la respuesta hay un espacio.
En ese espacio reside nuestra libertad y nuestra facultad para elegir la respuesta. En esas elecciones residen nuestro crecimiento y nuestra felicidad.*

VIKTOR FRANKL, *EL HOMBRE EN BUSCA DE SENTIDO*

La inhibición es quizás el principio más importante de la Técnica Alexander y es simplemente lo contrario a la volición. Se trata de no responder inmediatamente con un hábito o una reacción automática. El término "inhibición" se ha utilizado frecuentemente para describir una represión autoimpuesta en la conducta o las emociones desde que Sigmund Freud lo empleara en sus escritos sobre el psicoanálisis. No obstante, Alexander lo utilizó de forma distinta; para él, no hay represión, sino creación de un espacio en el que pensar. La definición del diccionario es: "Acción o efecto de impedir o reprimir el ejercicio de facultades o hábitos".

Alexander comprendió que para provocar un cambio deseable en el uso de su cuerpo primero debía inhibir (o suprimir) sus respuestas habituales e instintivas a un estímulo dado.

Si nos detenemos un momento antes de que se produzca una acción, tendremos tiempo de utilizar nuestras facultades de razonamiento para elegir el modo más eficiente y adecuado de realizarla. Este paso fundamental de dejar un espacio entre el estímulo y la respuesta nos puede llevar a ser capaces de elegir libremente en cada nivel.

Antes de poder usar el cerebro como un instrumento de acción, tiene que emplearse como uno de inacción. La capacidad de retrasar (pausar) nuestras respuestas hasta estar preparados es lo que se conoce como inhibición. Ese momento de tomarse un descanso antes de actuar no tiene nada que ver con paralizarse o reprimirse ni consiste en realizar las acciones despacio.

INHIBICIÓN INSTINTIVA

Uno de los mejores ejemplos de inhibición innata e instintiva es la del gato. Se puede observar incluso en uno doméstico; cuando ve por primera vez un ratón, no se abalanza inmediatamente a atraparlo, sino que espera el momento adecuado para gozar de las mayores probabilidades de éxito.

Resulta interesante que los gatos sean buenos ejemplos de inhibición y control, a la vez que unos de los animales más rápidos de la Tierra. La capacidad del gato de detenerse es instintiva, es decir, es una función automática del subconsciente. En cambio, el hombre tiene este potencial sometido al control consciente, una diferencia que establece una línea clara entre hombres y animales.

Alexander creía firmemente que tenemos que retrasar nuestra respuesta instantánea a los estímulos con los que nos bombardean

Un gato inhibe el deseo de saltar antes de tiempo y controla, con un fin deliberado, sus ansias de satisfacer inmediatamente un deseo innato.
FREDERICK MATTHIAS ALEXANDER

Ejercicio

NO REACCIONE INMEDIATAMENTE

1 Siempre que suene el teléfono o el timbre, espere dos segundos antes de contestar. Puede que este sencillo ejercicio le resulte más complicado de realizar de lo que parece en un primer momento.

2 Siempre que se encuentre en medio de una pelea o discusión acalorada, trate de contar del diez al uno antes de responder. Además de ser un ejercicio útil para la inhibición, tendrá tiempo de pensar lo que realmente quiere transmitir.

3 Elija una actividad sencilla, como lavarse los dientes o fregar los platos, y de vez en cuando deténgase durante unos segundos y tome conciencia de cualquier exceso de tensión que pueda estar ejerciendo en su cuerpo. Incluso puede que sea capaz de verla en el espejo. Si hace esto varios días seguidos, probablemente descubrirá que todos los días las zonas tensas son las mismas. Ser consciente de la tensión es el primer paso para poder cambiar el hábito.

4 Coloque una silla frente a un espejo. Levántese y siéntese como lo hace habitualmente y observe si puede apreciar cualquier tendencia habitual, pero no se preocupe si no lo consigue. Repítalo, pero esta vez deténgase unos segundos antes de realizar la acción, a la vez que conscientemente ni se sienta ni se levanta como haría normalmente. Pronto verá que hay muchas formas distintas de llevar a cabo la misma actividad. Observe si nota alguna diferencia entre la primera y la segunda forma de realizar la acción. (Puede que aprecie la diferencia en el espejo o que la sienta a nivel sensorial.)

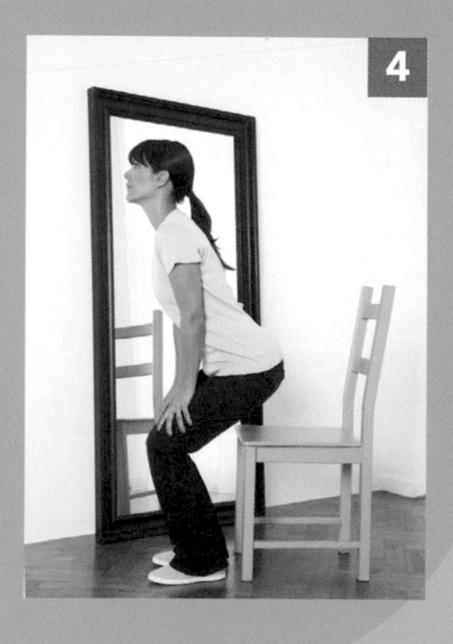
4

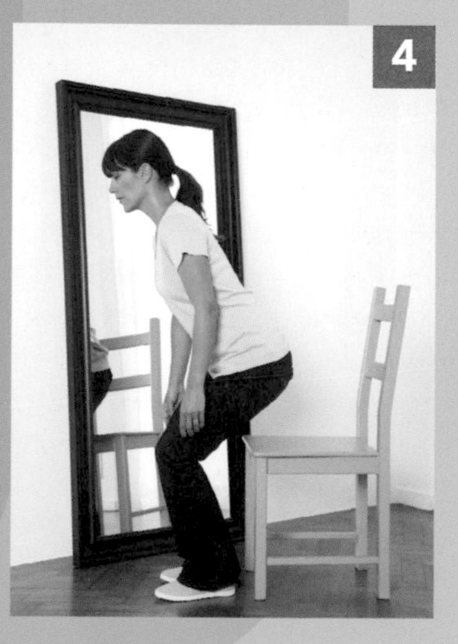
4

cada día, si queremos hacer frente a un entorno que cambia muy rápido. Como se ha reducido nuestra dependencia directa del cuerpo para subsistir, nuestro instinto ya no es tan fiable, por lo que ahora es necesario emplear nuestras facultades conscientes para sustituir estos instintos anticuados mediante el uso de la inhibición.

INHIBICIÓN CONSCIENTE

Si queremos cambiar nuestras reacciones habituales a estímulos determinados, debemos tomar una decisión consciente de no actuar según nuestros antiguos patrones automáticos e inconscientes, o decir "no" a nuestros hábitos de uso arraigados.

Si inhibimos nuestra acción instintiva inicial, tenemos la opción de tomar una decisión totalmente distinta. Cuando se practica la técnica, la inhibición es un paso fundamental y esencial, que Alexander resumió de la siguiente manera:

> En definitiva, consiste en inhibir una reacción concreta frente a un estímulo determinado, pero nadie lo entenderá de esa manera, sino como levantarse o sentarse en una silla del modo correcto. No tiene que ver con eso, sino con que un alumno decida lo que consentirá o no consentirá hacer.

Existen muchos dichos y refranes antiguos que ponen de manifiesto lo sabio que es pensar antes de actuar, tales como: "Piensa en el final antes de empezar", "Antes de que te cases, mira lo que haces" o "Las prisas no son buenas consejeras".

Si consigue no responder a un estímulo como lo haría normalmente, estará a medio camino de su meta. Evitar una acción supone estar realizando otra acción, porque también se usa el sistema nervioso. También es posible, y de hecho deseable, inhibir cualquier hábito y tendencia no deseados, no solo antes de que tenga lugar una acción, sino también durante cualquier actividad. Los ejercicios de las páginas 52 y 54 le ayudarán a ver qué se siente cuando no reacciona inmediatamente a un determinado estímulo.

Puede que tenga que realizar los ejercicios anteriores varias veces hasta ser consciente de ciertas pautas de comportamiento.

Una de las tendencias más perceptibles que Alexander observó en sí mismo fue que tensaba continuamente los músculos del cuello. Al principio, supuso que este fenómeno solo era una característica personal, pero las observaciones posteriores le

Ejercicio

TENSIÓN DEL CUELLO

Siga los siguientes pasos que demuestran que la cabeza se echa hacia atrás por un exceso de tensión en los músculos del cuello durante un movimiento:

1. Siéntese en una silla.
2. Coloque la mano izquierda en la parte izquierda del cuello y la derecha en la parte derecha de forma que los dedos corazón se toquen en la parte posterior del cuello (en la base del cráneo).
3. Póngase de pie.
4. Vuelva a sentarse.
5. Será capaz de detectar cuando se retrae la cabeza si nota presión en los dedos cuando se sienta o se pone de pie. Esté atento a la sensación de que la cabeza se aprieta contra las manos, que indica que hay tensión en el cuello y que la cabeza se está retrayendo.
6. Realice el ejercicio varias veces, ya que observará más tensión la segunda o la tercera vez.

2

demostraron que no era así en absoluto, sino que esta tensión de los músculos del cuello era prácticamente universal.

Este hábito siempre lleva a desplazar la cabeza hacia atrás, contra la columna vertebral, comprimiendo así los discos intervertebrales y acortando la estructura. Esta continua presión hacia abajo en la espina dorsal podría ser una de las causas por las que mucha gente "encoge" con la edad. Asimismo, retraer la cabeza afecta considerablemente a lo que Alexander denominó Control primario. Como ya se mencionó (ver página 25), con Control primario nos referimos a un sistema de reflejos ubicado en la zona del cuello y tiene la capacidad de controlar los demás reflejos para dirigir el cuerpo de forma coordinada y equilibrada. Se denomina "primario" porque si se interfiere en esta acción reflejo, los demás músculos pueden verse afectados.

Si de verdad echamos la cabeza hacia atrás usualmente e interferimos en el Control primario, las consecuencias son graves. Nuestra coordinación y nuestro equilibrio pueden verse gravemente afectados y nos veremos obligados a mantener una postura rígida para evitar caernos. Es decir, cuando tratemos de movernos, en realidad estaremos funcionando contra nosotros mismos.

Cuando alguien está aprendiendo a conducir y agarra el volante demasiado fuerte con una mano, le puede resultar difícil mover el volante con la otra. Como profesor de autoescuela, he conocido a mucha gente que pensaba que la dirección del coche iba mal porque la rueda no se movía con facilidad. Obviamente, no eran conscientes de la tensión de sus manos, brazos y hombros.

EVIDENCIA EXPERIMENTAL

A mediados de la década de 1920, Rudolf Magnus, profesor de farmacología de la Universidad de Utrecht, comenzó a interesarse por investigar el papel que desempeñan nuestros mecanismos fisiológicos en nuestro movimiento y bienestar. A Magnus le sorprendió la función central de los reflejos que dirigían la posición de la cabeza de un animal respecto al resto de su cuerpo y entorno. Con su equipo llevó a cabo una serie de experimentos para establecer la naturaleza y la función de los reflejos posturales en todo el cuerpo. Escribió más de 300 artículos sobre el tema, en los que destacó el hecho de que el mecanismo de control central responsable de orientar al animal en su entorno eran los reflejos de la cabeza y el cuello, tanto para adoptar una postura con un fin concreto como para devolver al animal a una posición de reposo después de una acción.

Los experimentos de Magnus confirmaron lo que Alexander había descubierto en sí mismo 25 años antes: en todos los animales, la cabeza dirige un movimiento y el cuerpo lo sigue. Esta parece ser una afirmación real, puesto que todos los sentidos están en la cabeza y si los seguimos tal como se nos ha diseñado, nuestra cabeza automáticamente marcará la pauta. Este fenómeno sucede en todos los animales por naturaleza a excepción de los hombres, en los que se puede apreciar la retracción de la cabeza cuando se produce un movimiento.

El otro gran descubrimiento de Magnus fue lo que llamó "el reflejo de enderezamiento". Se percató de que tras realizar una acción con tensión extra (p. ej., el salto de un gato a una mesa), entran en juego varios "reflejos de enderezamiento" que devuelven al animal (o persona) su compostura. La relación de cabeza, cuello y espalda es un factor esencial cuando se emplea este mecanismo de enderezamiento. Por ello, puede afirmarse que cuando una persona contrae los músculos del cuello, y baja y echa la cabeza hacia atrás, no solo se dificulta la coordinación del cuerpo, sino que también se impide que este vuelva a su estado natural de comodidad y equilibrio.

> ¡Qué obra maestra es el hombre! ¡Cuán noble en el razonamiento! ¡Cuán infinito en facultades! ¡Cuán rápido y admirable en la forma y en el movimiento! ¡En la acción es como un ángel! ¡En la comprensión es como un dios! ¡La belleza del mundo! ¡El paradigma de los animales!
>
> **WILLIAM SHAKESPEARE, *HAMLET***

Ejercicio

¿CÓMO SIENTE SUS BRAZOS?

1 Puede tratar de ejecutar otro ejercicio que consiste en colocarse con los dos brazos apoyados a lo largo del cuerpo. Tómese su tiempo para tomar conciencia de cómo los siente. ¿Los dos brazos se sienten igual o uno de ellos es más largo, más pesado o más libre que el otro?

2 Sin pensarlo, levante un brazo de lado hasta que esté a la altura del hombro, manténgalo ahí unos segundos y después relájelo y bájelo. Repita el mismo movimiento con el otro brazo, pero primero inhiba su acción durante unos segundos para ser más consciente al levantar el brazo por segunda vez.

3 Observe si puede sentir alguna diferencia entre los brazos después de realizar este ejercicio. A menudo la gente experimenta una sensación de ligereza en el brazo cuando hacen una pausa antes del movimiento. Repita el mismo ejercicio, pero esta vez invierta el orden, deteniéndose a pensar antes de elevar el primer brazo.

En una ocasión, Alexander comentó el fragmento citado anteriormente:

> Estas palabras me parecen ahora contradictorias por lo que he descubierto en mí mismo y en otros. ¿Qué podría ser menos "noble de razonamiento", menos "infinito en facultades" que ese hombre, que a pesar de sus potenciales, ha caído en el error de usarse a sí mismo y ha producido tal disminución en su funcionamiento habitual que en todo lo que trata de realizar tiende a exagerar cada vez más estas condiciones perjudiciales? Por lo tanto, en la actualidad, ¿cuántas personas existen de las que se pueda afirmar, respecto al uso de sí mismos, "cuán rápidas y admirables en la forma y en el movimiento"? ¿Podemos seguir considerando a este respecto al hombre como "el paradigma de los animales"?

Pero si somos capaces de inhibir el hábito inconsciente de tensar los músculos del cuello, esto liberará todo nuestro cuerpo para realizar acciones de tal modo que produzca igual placer observarlas que llevarlas a cabo.

Jacob Bronowski consideraba la inhibición como una aptitud tan decisiva para toda la raza humana que escribió lo siguiente en su famoso libro *El ascenso del hombre*:

> Constituimos el único experimento de la naturaleza con el que se puede comprobar que la inteligencia racional es más valiosa que la refleja. El éxito o el fracaso de este experimento depende de la capacidad básica humana para imponer un retraso entre el estímulo y la respuesta.

5

Direcciones

La Técnica Alexander nos aporta todo lo que hemos estado buscando en un sistema de educación física: alivio de la tensión causada por los desajustes y la consecuente mejoría en la salud física y mental, y junto a ello un aumento de la consciencia a todos los niveles. No podemos pedir más a ningún sistema ni pedir menos si de verdad queremos cambiar a los seres humanos en la dirección deseada.

ALDOUS HUXLEY, *EL FIN Y LOS MEDIOS*

Los años de experimentos llevaron a Alexander a tener muy en cuenta la dirección de su cuerpo. Tuvo que reconocer que nunca antes había pensado en cómo se dirigía al realizar una actividad. Se había estado usando a sí mismo como tenía por costumbre, según le parecía "natural" y "correcto". Cuando logró impedir que se repitiesen sus pautas estereotipadas inconscientes y consiguió realizar una pausa entre el estímulo y la respuesta, Alexander puso en marcha su cerebro y formuló instrucciones verbales conscientes y las envió a partes del cuerpo que antes no había podido controlar.

En su libro *El uso de sí mismo*, Alexander describió "dar direcciones" de la siguiente manera:

> Un proceso que implica proyectar mensajes desde el cerebro a los mecanismos del cuerpo y enviar la energía necesaria para el uso de dichos mecanismos.

Es posible dirigir partes *específicas* de sí mismo (por ejemplo, puede pensar que sus dedos se alargan) o dirigir *todo su ser* (pensando que toda su estructura se alarga). También puede dirigirse a sí mismo por el espacio decidiendo conscientemente adónde va y cómo pretende llegar. Es importante darse cuenta de que formular estas "direcciones" es una experiencia real y necesitará unas clases de Alexander para aprender a hacerlo. Resulta casi imposible establecer estas direcciones sin la calidad específica de tono muscular que solo puede transmitir un profesor titulado.

LA DIRECCIÓN PRIMARIA

Alexander advirtió que la causa de fondo de muchos problemas era que el exceso de tensión en los músculos del cuello interfería en el Control primario, lo que, a su vez, desequilibraba todo el cuerpo. Se percató de que el primer paso era dar las direcciones necesarias para garantizar una disminución de la tensión en la zona del cuello, restaurando así el funcionamiento normal del Control primario.

La dirección principal que concibió fue:

Dejar que el cuello se libere
de modo que
la cabeza pueda ir hacia adelante y hacia arriba
para que
la espalda pueda estirarse y ensancharse.

Existen ligeras variaciones a estas órdenes:

"Dejar que el cuello se libere" suele cambiarse por:
"Permitir que el cuello esté libre"
"Pensar que el cuello se libera"
"Pensar que los músculos del cuello se descargan"
"Pensar en no contraer el cuello"
"Relajar el cuello". (Al principio Alexander empleó esta orden, pero cambió su formulación cuando comprobó que sus alumnos solían relajar demasiado los músculos del cuello.)

"La cabeza puede ir hacia adelante y hacia arriba" se cambia por:
"Pensar en dejar que la cabeza vaya hacia adelante y arriba"
"Dejar que la cabeza vaya hacia adelante y hacia arriba"
"Permitir que la cabeza vaya hacia adelante y hacia arriba"
"Pensar en no echar la cabeza hacia atrás y hacia abajo".

"La espalda puede estirarse y ensancharse" se puede convertir en:
"Pensar que la espalda se estira y ensancha"
"Permitir que la espalda se estire y ensanche"
"Pensar en no acortar ni contraer la espalda"
"Dejar que todo el cuerpo se extienda por el espacio".

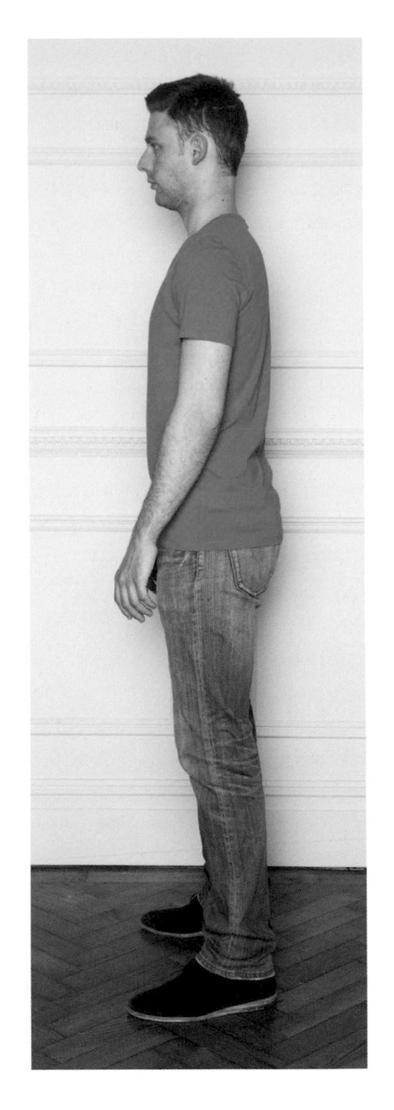

↑ El pensar que el cuello se libera y permitir que la cabeza vaya hacia adelante y hacia arriba puede ayudar a equilibrar el cuerpo.

DEJAR QUE EL CUELLO SE LIBERE

Esta instrucción debería eliminar el exceso de tensión que suele darse en los músculos del cuello. Es crucial si se desea que la cabeza se mueva libremente en la columna vertebral para que el Control primario cumpla su función normal. Siempre debería ser la primera dirección porque, a menos que el Control primario pueda organizar el resto del cuerpo, cualquier otra dirección será relativamente ineficaz.

Me ha resultado muy útil aportar imágenes reales a mis alumnos. A mucha gente le ayuda pensar que la cabeza es como un globo lleno de helio que flota hacia arriba. A otros les resulta útil pensar que la cabeza está equilibrada con elegancia, como una pelota de *ping-pong* en lo alto de una fuente.

También hay que comprender a qué se refería Alexander con el cuello. Personalmente, no creo que fuera a los músculos o a las vértebras del cuello. Aunque Alexander nunca dijo dónde estaba, siempre señalaba que se encontraba por encima de los hombros y entre las orejas.

DEJAR QUE LA CABEZA VAYA HACIA ADELANTE Y HACIA ARRIBA

Así puede saber cómo debe liberarse el cuello. Si se limita a pensar que su cuello se libera sin instrucciones, su cabeza se echará hacia adelante y abajo. Esta dirección le ayuda a mantener la cabeza equilibrada de tal modo que cuando se liberen los músculos del cuello, la cabeza se adelantará un poco, por lo que el cuerpo se mantendrá equilibrado o se moverá, permitiendo que los mecanismos corporales funcionen de forma natural y libre.

Si solo piensa en que la cabeza vaya hacia adelante y no hacia arriba, siempre caerá hacia abajo, y aumentará la tensión muscular en la zona del cuello. Hay que tener en cuenta que hacia adelante es que la cabeza va hacia adelante *respecto a la columna vertebral* (como si fuera a asentir). La dirección hacia arriba está *fuera de la columna vertebral,* pero no alejada de la Tierra, aunque podría ser lo mismo si la estructura está erguida (ver el dibujo a la derecha).

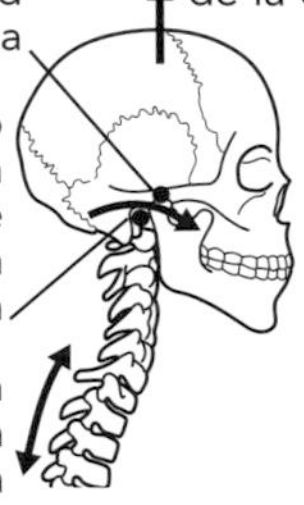

↑ Diagrama de la cabeza en el que se muestran las direcciones del movimiento de la cabeza.

DEJAR QUE LA ESPALDA SE ESTIRE Y ENSANCHE

Puesto que la columna se acorta debido al exceso de tensión muscular cuando la cabeza se echa hacia atrás, la dirección de estirar favorecerá una prolongación de toda la estructura. De hecho, muchas personas que practican la Técnica Alexander ¡crecen unos 2,5 cm o más! La razón por la que se incluye la dirección de ensanchar es que es fácil que se produzca un estrechamiento mientras tiene lugar el proceso de prolongación.

Estas tres direcciones primarias son de por sí muy sencillas y claras, pero debido a nuestra "cinestesia viciada" (sensación distorsionada de dónde está nuestro cuerpo en el espacio y uno de los términos favoritos de Alexander), pueden resultar confusas cuando se practican por primera vez. Se debe en parte a que son demasiado simples y estamos acostumbrados a pensar de forma más complicada. Nos resulta difícil creer que la solución para lo que ha podido ser un problema de larga duración pueda ser en realidad tan sencilla. Vivimos en un mundo trepidante y cuando los resultados no se producen al instante, suponemos que estamos haciendo algo mal. Sea paciente, observe y tenga en cuenta que cambiar los hábitos de toda una vida lleva su tiempo.

Es muy recomendable que cuando empiece a dar direcciones haya asistido al menos a unas cuantas lecciones de Alexander con un profesor titulado para asegurarse de que va por el buen camino.

Nota

Probablemente necesitará algunas clases de Alexander para experimentar las direcciones descritas en este capítulo. Resulta muy fácil empezar a "hacer" las direcciones, en lugar de solo pensar en ellas. Para Alexander, "hacer" las direcciones es lo que llamó "conseguir el fin" (ver página 101), pero esto no le servirá de nada, incluso podría ser contraproducente.

DIRECCIONES SECUNDARIAS

Existen demasiadas direcciones secundarias para entrar en detalle. Mientras que las direcciones primarias o principales se pueden aplicar a todo, las direcciones secundarias solo se aplican a determinadas enfermedades o dolencias. Por ejemplo, si una persona acude a mí porque tiene los hombros encorvados, puede que le dé una instrucción del tipo "piense que sus hombros se alejan el uno del otro" o si alguien sufre artritis en los dedos, puede que le pida que "piense que sus dedos se alargan".

Algunas personas solo piensan o repiten las palabras para sí mismos, mientras que otras tienen una imagen tridimensional en la cabeza. Al final del día, emplee lo que le funcione mejor.

En la página 61 hay ejemplos de direcciones secundarias que se usan con frecuencia en la enseñanza de la técnica.

Existen muchas más direcciones para adaptarse a las necesidades de una persona, pero las direcciones primarias *siempre* preceden a cualquier dirección secundaria que se pueda dar.

Las palabras "piense en" pueden sustituirse por "deje" o "piense que deja" o "permita", dependiendo de lo que prefiera el profesor o el alumno. Resulta interesante observar si producen distintos efectos en el cuerpo. Lo más importante que hay que recordar en todo momento es que se debe provocar un cambio solo pensando y no "haciendo". Como ya he mencionado, cuando intenta *hacer* algo, aumenta la tensión muscular, que es totalmente lo contrario a lo que quiere lograr.

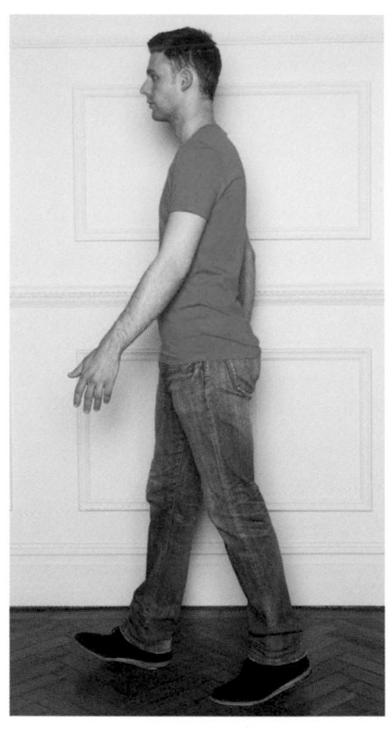

↑ Muchas personas no flexionan las rodillas cuando caminan. El pensar que las rodillas avanzan y se separan le puede ayudar a caminar con más facilidad y fluidez.

Ejercicio

LA CABEZA DIRIGE AL CUERPO

1 Mire hacia el objeto que quiera.

2 Sin apartar la vista del objeto, deje que los ojos se acerquen cada vez más a él.

3 Cuando la cabeza empiece a moverse hacia el objeto, deje seguir al resto del cuerpo. Esto demuestra cómo la cabeza dirige al cuerpo.

Conviene asegurarse de que no tensa los músculos del cuello ni echa la cabeza hacia atrás; de lo contrario, solo estará acercando la cabeza sin que necesariamente le siga el cuerpo.

Direcciones secundarias en actividades

AL SENTARSE

- Pensar que los hombros se alejan el uno del otro.
- Pensar que las rodillas avanzan y se separan. (Esto puede ser especialmente útil al caminar, estar sentado, agacharse o levantarse y sentarse en una silla.)
- Pensar que los isquiones se liberan en la silla.
- Pensar que los pies se alargan y se ensanchan.
- Pensar que la muñeca y el codo se separan.
- Pensar que los hombros se apartan de las orejas.
- Pensar que los codos caen.
- Pensar que el peso de las piernas se reparte entre los pies.
- Pensar que las manos se alargan y se ensanchan.
- Pensar que los dedos se alargan cuando la palma de la mano se ensancha.
- Pensar que los dedos de los pies se alargan cuando la planta del pie se ensancha.
- Pensar en no arquear la espalda.
- Pensar en dejar caer la caja torácica.

AL ESTAR DE PIE

- La mayoría de las direcciones anteriores más:
- Pensar en una prolongación entre los pies y la cabeza.
- Pensar en dejar que su peso se reparta uniformemente por las plantas de los pies.
- Pensar en no echar las rodillas hacia atrás.
- Pensar en no empujar las caderas hacia adelante.
- Pensar en una prolongación entre el ombligo y la parte superior del pecho.
- Pensar en liberar la tensión de las nalgas.
- Pensar que los brazos caen desde los hombros.

AL CAMINAR

- De nuevo, muchas de las direcciones anteriores más:
- Pensar que las rodillas llegan hasta los dedos de los pies.
- Pensar que el hombro izquierdo se libera de la cadera derecha.
- Pensar que el hombro derecho se libera de la cadera izquierda.
- Pensar que el peso se traslada de los talones a los dedos de los pies.
- Pensar que el torso se eleva a partir de las caderas.

El último tipo de dirección es pensar en dirigir su cuerpo como una entidad completa: "¿en qué dirección voy?". Quizás una parte de su cuerpo va hacia una dirección, mientras que la otra va en la opuesta.

La gente suele relacionar la Técnica Alexander con colocar partes del cuerpo en determinadas posturas, pero es justo lo contrario; consiste en que la cabeza mantenga su libertad respecto al resto del cuerpo independientemente de su posición.

No existe la posición correcta, sino la dirección correcta.
FREDERICK MATTHIAS ALEXANDER

EL PENSAMIENTO AFECTA AL FUNCIONAMIENTO

La primera función de una dirección es preventiva porque las antiguas pautas de movimiento inconscientes deben eliminarse para que puedan surgir otras nuevas. Nos resulta muy difícil creer que únicamente pensando se puedan producir cambios tan radicales en una persona, pero como profesor de la técnica he sido testigo de este cambio en miles de personas. De verdad que funciona. Se puede demostrar el efecto que el pensamiento tiene en el organismo realizando los siguientes ejercicios:

Ejercicio

PENSAMIENTOS Y EQUILIBRIO

1. Pida a alguien que piense en su frente, después trate de empujarlo con suavidad para que pierda el equilibrio mientras trata de resistir.
2. Después, haga lo mismo, pero ahora pídale que piense que sus pies están enraizados al suelo.
3. ¿Experimenta alguna diferencia respecto a la cantidad de esfuerzo necesaria según el pensamiento de la persona?

Ejercicio

GLOBOS IMAGINARIOS

Pruébelo consigo mismo y luego con otra persona.

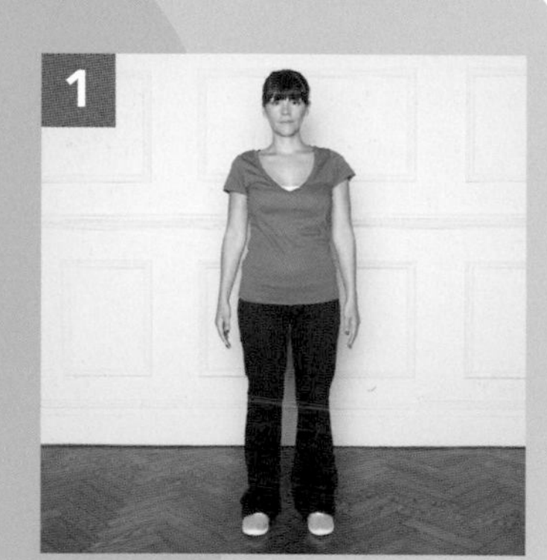

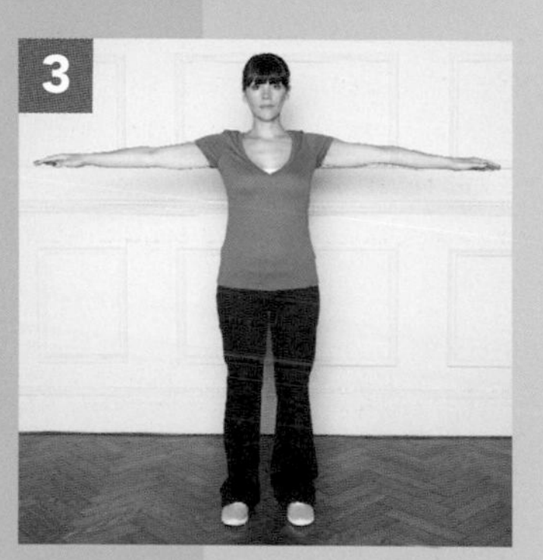

1. El peso real de un brazo está alrededor de 3,6 kg, el equivalente a cuatro bolsas de azúcar. Con esto en mente, empiece a elevar los brazos hacia los lados, despacio.
2. Debería tardar alrededor de medio minuto en levantar los brazos hasta que queden en horizontal. Siga pensando en el peso real de sus brazos.
3. Mantenga los brazos en horizontal durante otro medio minuto, más o menos, para ser consciente de lo mucho que pesan.
4. Poco a poco, baje los brazos hacia los lados.
5. Espere uno o dos minutos y tome nota (mental o en papel) de cómo se sienten sus brazos.
6. Espere a que vuelvan a sentirse normales, muévalos un poco si fuera necesario.
7. Ahora deje que los brazos cuelguen a los lados e imagine que se coloca un globo entre el brazo y cada costado.
8. Imagine que los dos globos se van inflando poco a poco, a la vez.
9. Según se van hinchando los globos, vaya elevando sus brazos con suavidad.
10. Cuando los brazos estén a la altura de los hombros, imagine que los globos le sujetan los brazos con delicadeza.
11. Ahora imagine que el aire va saliendo poco a poco de los globos, por lo que sus brazos descienden gradualmente hacia los lados.
12. Anote cómo se sienten ahora. Señale si hay alguna diferencia respecto a antes. Si es así, acaba de demostrar que el pensamiento afecta al funcionamiento porque ha realizado exactamente la misma acción en los dos casos.

6

Apreciación sensorial imprecisa

Todo el mundo quiere tener razón, pero nadie se para a pensar si su idea de tener razón es correcta.

FREDERICK MATTHIAS ALEXANDER

La principal dificultad que encuentran los alumnos de la técnica cuando empiezan a practicarla es la misma que experimentó Alexander, es decir, que sufren una apreciación sensorial poco fiable de sí mismos. Esto significa que tanto su propiocepción (su sentido de la posición) como su cinestesia (su sentido del movimiento) son incorrectos y, de hecho, ofrecen una información equivocada sobre dónde se encuentran en el espacio y qué están haciendo en un momento dado. Como ya he mencionado, Marjorie Barlow, profesora de la técnica y sobrina de Alexander, a menudo decía a sus alumnos: "solo asegúrense de que saben lo que están haciendo y de que pueden dejar de hacerlo si todavía lo desean".

Puesto que muchos de nosotros adolecemos de un mecanismo sensorial impreciso, a menudo no sabemos qué estamos haciendo. Puede que estemos de pie o sentados inclinados hacia atrás y pensar que estamos de pie o sentados totalmente erguidos.

Un buen ejemplo de Apreciación sensorial imprecisa a veces ocurre cuando vamos a la peluquería. Puede que el peluquero le haya pedido que enderece la cabeza para que pueda cortar el pelo recto y que le haya movido la cabeza después de haberlo hecho. Esto ocurre porque, aunque crea que su cabeza está recta, en realidad está inclinada hacia un lado. Alexander lo explicó de la siguiente manera:

> En primer lugar, el alumno debe ser consciente de que padece un defecto o defectos que necesita erradicar. En segundo lugar, el profesor debe realizar un diagnóstico bien definido de dichos defectos y tomar una decisión acerca del modo de tratarlos. El alumno reconoce que tiene una idea equivocada de sus actos físicos y que su apreciación sensorial (o cinestésica) es defectuosa y engañosa. En otras palabras, se da cuenta de que su registro de la sensación de la cantidad de tensión muscular necesaria para efectuar incluso una tarea sencilla es imprecisa y perjudicial, y que su noción mental de estados como la relajación o la concentración es imposible en la práctica.
>
> De ahí que no haya ninguna duda de que el hombre, en el plano del subconsciente, confía ahora demasiado en un sentido viciado de las sensaciones o de la apreciación de las sensaciones para la orientación de su mecanismo psicofísico y que el desequilibrio emocional es cada vez más acusado con resultados perjudiciales y de gran alcance.

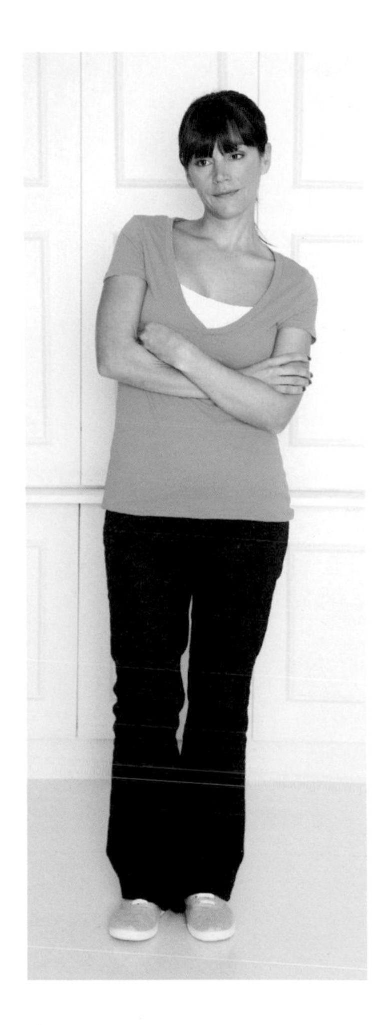

↑ Muchas personas no creen tener una falta de equilibrio, pero esta se hace patente cuando se ven en un espejo.

En definitiva, lo que hacemos en realidad y lo que creemos que estamos haciendo pueden ser dos cosas totalmente distintas.

Ejercicio

POSICIÓN DE LOS PIES

Para demostrar lo anterior:

1. Sin mirarse los pies, sepárelos 30 cm, señalando hacia el frente de forma que estén paralelos entre sí.
2. Ahora míreselos para ver si la posición deseada de los pies coincide con la posición real.
3. Esta vez mírese los pies y sepárelos 23 cm de modo que estén paralelos.
4. ¿Cómo los siente?

Trate de realizar este ejercicio con el mayor número posible de personas y observe que la posición de los pies puede variar mucho de una persona a otra. Después pruebe otro ejercicio:

Ejercicio

ESPALDA RECTA

1. Pida a alguien que se siente en una banqueta.
2. Coloque la mano en el arco lumbar de la columna.
3. Pídale que se ponga derecho.
4. Observe cómo arquea la espalda acortando la columna, la cual se pone cóncava en vez de recta.

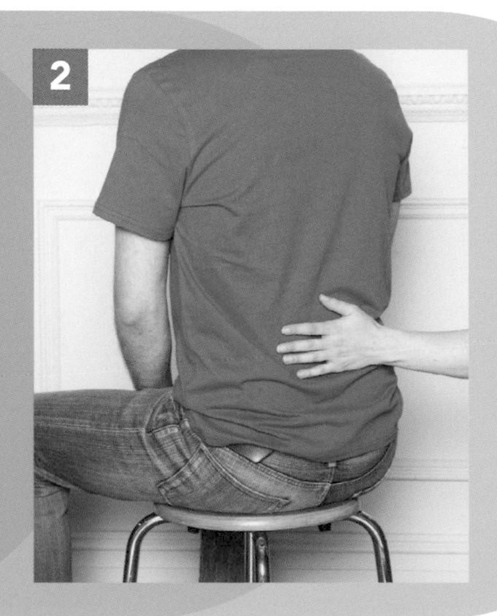

EL SENTIDO CINESTÉSICO

El sentido cinestésico es un término que se menciona una y otra vez en relación a la Técnica Alexander. El sentido cinestésico emplea en gran medida mecanismos de retroalimentación dentro de los propios músculos, que envían mensajes al cerebro siempre que haya movimiento de las articulaciones y los músculos. Estas sensaciones envían impulsos al cerebro a través de los nervios y así le informan de cualquier movimiento, incluso del de la respiración. Es muy importante para la coordinación, el equilibrio y la postura general.

EL SENTIDO DE LA PROPIOCEPCIÓN

La cinestesia y la propiocepción se suelen intercambiar. La propiocepción es el *sentido* de la posición relativa de las partes del cuerpo. Al igual que el sentido cinestésico, es una sensación interna, pues se estimula desde dentro del cuerpo. Se produce por los receptores sensoriales de los órganos y músculos internos, como los receptores de estiramiento, vinculados neurológicamente al cerebro, que es el principal responsable del funcionamiento de este sentido.

Como los sentidos de propiocepción y cinestésico dependen de la retroalimentación del sistema muscular, el exceso de tensión muscular puede afectar a uno o a ambos. Esto puede distorsionar la información aportada por los mecanismos de retroalimentación del cuerpo. Por tanto, los principales motivos de nuestra Apreciación sensorial imprecisa son probablemente que muchos tenemos un

Ejercicio

EL USO DEL SENTIDO CINESTÉSICO

Para comprender de forma práctica en qué consiste el sentido cinestésico:

1. Cierre los ojos.
2. Eleve el brazo izquierdo poco a poco hacia el lado.
3. Sin abrir los ojos, intente sentir dónde se encuentra su brazo en el espacio.
4. Si ha sido capaz de localizar la posición de su brazo sin mirar, habrá empleado su sentido cinestésico para hacerlo.

exceso de tensión en el cuerpo y los músculos muy contraídos interfieren mucho en la información que captan los sentidos a partir de los receptores de las articulaciones y los músculos. Esto, a su vez, afectará a nuestro sentido de la propiocepción y cinestesia. Liberando la tensión con la técnica, podemos ayudar a reducir radicalmente estas intromisiones.

Si, como descubrió Alexander, este sentido nos aporta información errónea, las consecuencias son muy graves. Puede que emprendamos nuestras actividades diarias y realicemos ejercicios extenuantes pensando que hacemos una cosa cuando en realidad estemos realizando exactamente lo contrario. Un ejemplo frecuente de Apreciación sensorial imprecisa es la incapacidad del alumno de afirmar correctamente si está erguido mientras está de pie. Muchos creen que están rectos cuando, en realidad, están inclinados hacia atrás hasta 20°. En un grupo esto es especialmente evidente porque todos los demás ven claramente si una persona se echa hacia atrás, aunque esté convencida de no hacerlo.

Dicho sistema de creencias está tan afianzado que cuando he dirigido a gente a una posición erguida, en realidad sienten que se están inclinando hacia adelante hasta tal punto que se tensan porque piensan que se van a caer. Puesto que muchas personas pasan la mayor parte del tiempo que están despiertos totalmente desequilibrados, sus músculos están continuamente bajo tensión.

LO CORRECTO Y LO INCORRECTO

Para emprender los cambios necesarios en nosotros mismos y producir una nueva y mejorada forma de movimiento, necesitamos hacer justo lo que parece que está mal. Alexander manifestó:

> Lo que deberíamos hacer es lo último que haríamos, porque sería la última cosa que pensamos que es correcto hacer. Todo el mundo quiere tener razón, pero nadie se para a pensar si su idea de tener razón es correcta. Cuando las personas están equivocadas, lo correcto les tiene que parecer incorrecto.

De hecho, el problema es bastante complejo. Buscar la forma más cómoda de moverse, sentarse o estar de pie es inherente a la naturaleza humana. Nunca creeríamos que movernos de forma extraña o ajena a nosotros es lo que hay que hacer, pero es así.

Como recordará, Alexander descubrió esto simplemente usando un espejo. Se desanimó cuando se dio cuenta de que realizaba justo lo contrario a lo que pretendía: trataba de echar la cabeza hacia adelante y hacia arriba, pero en realidad la echaba hacia atrás y hacia abajo de forma aún más pronunciada que antes.

Alexander solía recomendar a sus alumnos que "intentaran estar equivocados" porque así tendrían alguna posibilidad de realizar la acción correcta. Por ello, es muy recomendable realizar primero un curso sobre la técnica, ya que es muy fácil aumentar la tensión muscular y agravar cualquier problema (o problema potencial) que se tenga. Puesto que el profesor de Alexander está muy bien capacitado y es un observador objetivo, puede detectar fácilmente cualquier tensión extra que se pueda producir al tratar de hacer algo correctamente. También puede transmitir una sensación de ligereza y facilidad de movimiento que se puede usar como punto de referencia cuando experimente con sus propios movimientos.

Desde muy pequeños se nos condiciona a hacer lo correcto. Recibimos recompensas si hacemos algo bien y castigos si nos equivocamos. Al igual que los perros de Pavlov, empezamos a tener ideas fijas sobre lo correcto y lo incorrecto, lo que está bien y mal. Cuando crecemos, concebimos ideas según lo que nos enseñan en el colegio y en casa, y a menudo se nos disuade de pensar

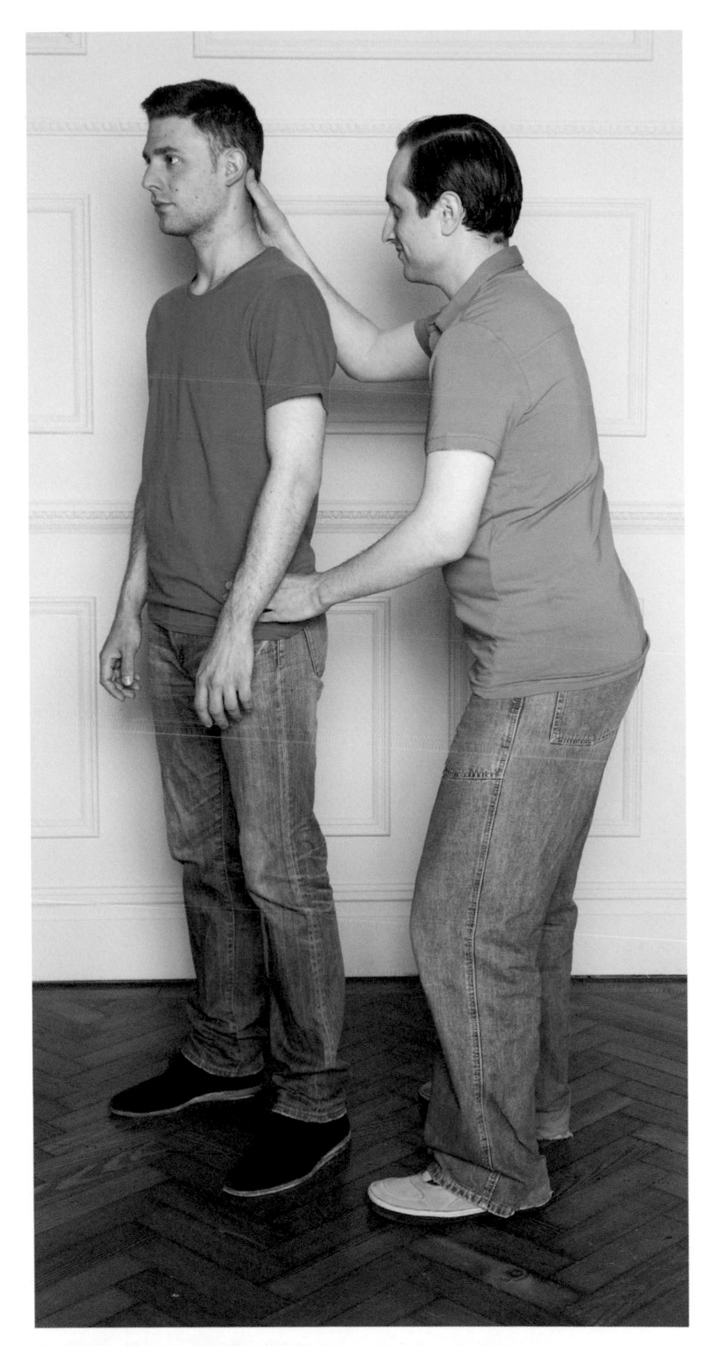

↑ El profesor de Alexander ayuda al estudiante a permanecer erguido sin tensión.

por nosotros mismos. Hubo un tiempo en el que los europeos "sabían" que la Tierra era plana. Estaban tan convencidos que quien asegurara lo contrario y amenazara estas creencias era ridiculizado y tildado de loco. Hasta que Colón no navegó alrededor del mundo y descubrió América, la gente no admitió que estaba equivocada. Del mismo modo, tenemos muchos conceptos incorrectos sobre nosotros mismos y desafiamos a todo el que osa contradecirnos.

Es importante tener una mente abierta y buen sentido del humor cuando trate de encontrar su camino a través de este laberinto de ilusiones y realidades. Un alumno llegará a cierto punto de confusión cuando se percate de que sus ideas de lo que pensaba que era verdad, en realidad, se basan en una premisa falsa. No obstante, esta confusión pronto da paso a la progresiva toma de conciencia de qué es verdadero y qué falso. Merece la pena pensar en la siguiente frase de *Ilusiones* de Richard Bach: "No existe ningún problema que no aporte simultáneamente un don".

Para obtener más ejemplos de sensaciones sensoriales imprecisas, pruebe los siguientes ejercicios:

Ejercicio

ELEVAR LOS DEDOS

1. Cierre los ojos.
2. Eleve el dedo índice de la mano derecha hacia adelante hasta que crea que está a la altura de los ojos y en línea con la oreja derecha.
3. Eleve el dedo índice de la mano izquierda hasta que le parezca que está a la altura de los ojos y en línea con la oreja izquierda.
4. Con los ojos cerrados trate de alinear los dedos de forma que se apunten el uno al otro y estén a la misma altura.
5. Empiece a acercar los dedos y pare cuando estén casi tocándose.
6. Abra los ojos y observe cómo de cerca está la realidad de su percepción.

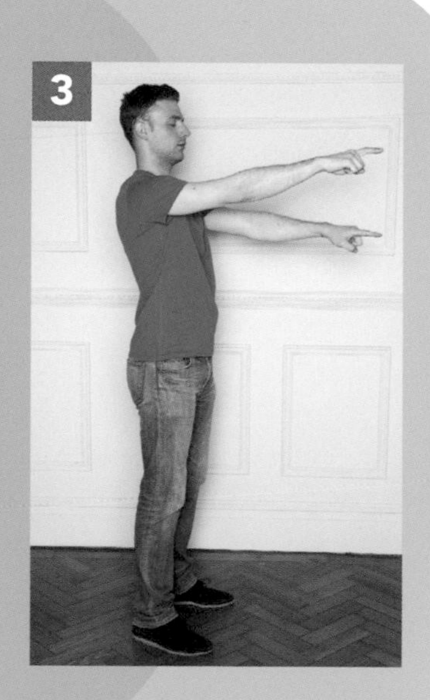

Ejercicio

BRAZOS ARRIBA

1. Pídale a alguien que permanezca de pie frente a usted con los ojos cerrados.
2. Pídale que eleve los brazos hasta que estén a la altura de los hombros.
3. Compruebe si a) uno de los brazos está más alto que el otro y b) de hecho, los dos brazos están nivelados con los hombros.

Ejercicio

DAR PALMAS

1. Cierre los ojos.
2. Dé palmas de manera que sus manos choquen de forma simétrica y uniforme (es decir, los pulgares y los dedos tocan a sus equivalentes de forma que sus puntas están a la misma altura).
3. Abra los ojos para ver cómo de cerca ha estado.

Las consecuencias y los efectos de la Apreciación sensorial imprecisa en la estructura humana se pueden ver claramente en la vejez, cuando mucha gente se dobla o encorva en un intento del cuerpo por hacer frente a la falta de coordinación. La única forma de que un alumno logre un progreso para que sus sensaciones sensoriales sean más fiables es aceptar que en unas clases de Alexander puede experimentar formas de movimiento que al principio pueden resultar extrañas, pero que en un periodo relativamente corto, empezarán a sentirse normales. Entonces los viejos hábitos parecerán torpes.

Conviene señalar que la frase "sensaciones poco fiables" se refiere exclusivamente a las sensaciones sensoriales y no a las emocionales. No obstante, se puede afirmar que la percepción imprecisa de nosotros mismos afecta a nuestro estado físico que, a su vez, influenciará nuestro estado emocional cotidiano. Nuestra razón entonces estará totalmente dominada por nuestras emociones hasta el punto de que nuestra percepción de lo que es verdad se distorsionará, lo cual influirá en nuestra capacidad para distinguir entre lo correcto y lo incorrecto. Se crea, por tanto, un círculo vicioso.

Ejercicio

¿PERMANECE ERGUIDO?

1 Permanezca de pie y de lado ante un espejo en lo que crea que es una postura erguida.

2 Asegúrese de que está lo más erguido posible. Utilice el espejo para comprobar si su sensación de rectitud coincide con la realidad.

3 Si no es así, permanezca en una postura que pueda ver que es erguida y pregúntese si se percibe de forma fiable.

Asegúrese de tomarse su tiempo con este ejercicio para observar todos los detalles posibles. Para que sea más fácil, puede utilizar dos espejos en ángulo. Utilice un segundo espejo si tiene uno, pues puede ser aún más revelador.

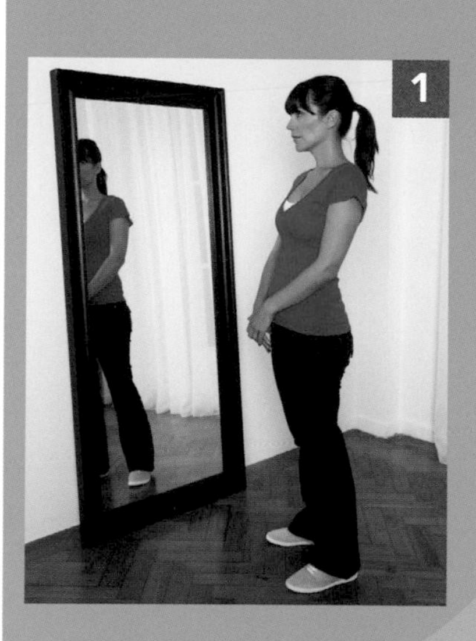

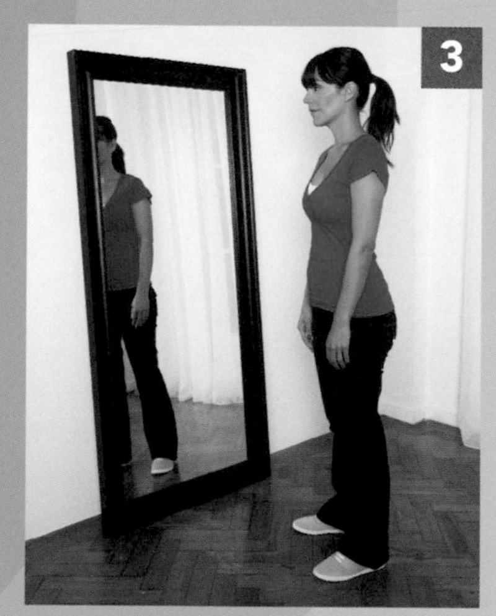

MAPEO DEL CUERPO

Un tema relacionado con la Apreciación sensorial imprecisa es el "mapeo del cuerpo". Se trata de la percepción, la comprensión y la experiencia de la forma y el tamaño del organismo, de dónde se mueven las articulaciones y de cómo funciona el cuerpo. Algunas personas tienen un mapa corporal exacto y, por ello, en general se mueven con equilibrio y coordinación. Un mapa corporal erróneo puede causar una mala coordinación o movimientos torpes.

Dos profesores de Alexander, William y Barbara Conable, desarrollaron el mapa del cuerpo. Mientras enseñaban la técnica a músicos, se dieron cuenta de que los estudiantes no tenían muy claro el funcionamiento del cuerpo y la posición real de algunas articulaciones. Esta pareja observó que si se tenía una idea más clara sobre cómo funcionaban los mecanismos corporales, podíamos aprender a abandonar determinados hábitos más rápido. En su libro *Cómo aprender la Técnica Alexander: un manual para estudiantes*, Barbara Conable expuso distintos errores del mapa del cuerpo. A continuación les muestro algunos de los más frecuentes.

Articulación cabeza-columna vertebral

Muchas personas localizan esta articulación erróneamente. Cuando se les pide que sitúen esta articulación, suelen indicar que está en la parte posterior de la cabeza o incluso en la parte superior de los hombros. La articulación se encuentra aproximadamente entre las orejas. Es muy importante saber esto cuando se piense en que el cuello se libera. A lo que Alexander se refería con el cuello, en realidad es la articulación atlanto-occipital, así como los músculos del cuello en sí. Por tanto, si se localiza mal esta articulación, será mucho más difícil, incluso imposible, que el cuello quede libre.

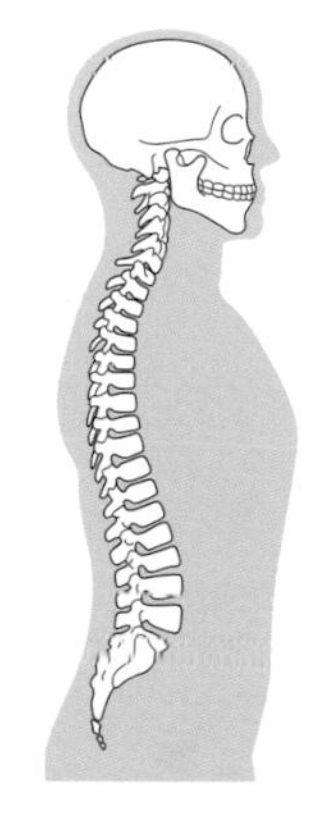

↑ La parte superior de la columna vertebral se sitúa entre las orejas.

Articulación brazo-cuerpo

Cuando nos miramos en el espejo, vemos que nuestros brazos cuelgan de los hombros. Por tanto, suponemos que los huesos del brazo están conectados a la parte superior del hombro. No obstante, los huesos del brazo en realidad continúan por debajo de la piel y el músculo. La parte superior del brazo (húmero) está conectada al omóplato (escápula) que, a su vez, está conectado al hueso del cuello (clavícula). En realidad, el brazo se junta al cuerpo en el lugar donde el hueso del cuello se une al hueso del pecho (esternón). En efecto, los brazos solo se encuentran a 2-5 cm de distancia.

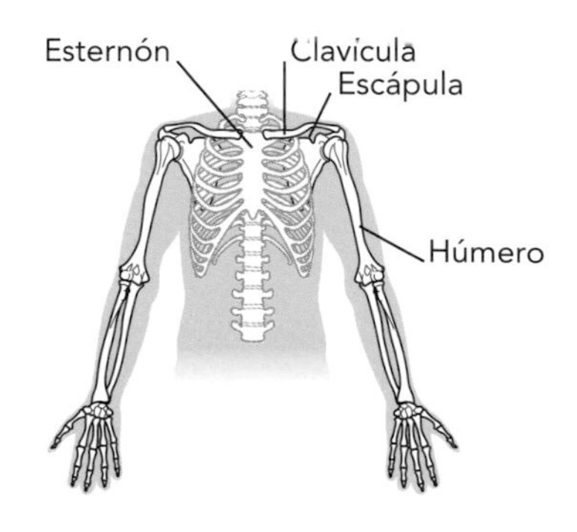

↑ Los huesos del brazo se unen al tronco en el esternón.

Articulación de la cadera

Si pregunta a la gente dónde está la articulación de la cadera, señalarán la parte superior de la pelvis, normalmente en la región de la cresta ilíaca, pero no está ahí, sino que ahí es desde donde solemos doblarnos. La articulación real se ubica mucho más abajo, en la zona de la ingle. No obstante, cuando la gente se agacha suele tratar de doblarse por la parte superior de la cresta ilíaca, pero solo dobla la espalda y no la articulación de la cadera. Esta acción puede producir muchos problemas, como dolor de espalda.

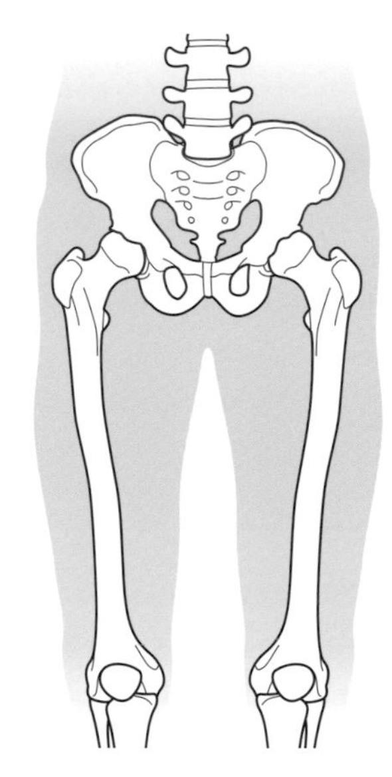

↑ La articulación de la cadera está mucho más abajo de lo que la mayoría cree.

La forma de la columna vertebral

Si le pide a la gente que dibuje la columna, muchos la perfilarán en forma de una ligera S. Aunque es así cuando se está de pie, la columna cambia cuando se está sentado o en cuclillas (ver imagen de la página 16). Si observa a un gato, verá que cuando está comiendo tiene el lomo muy recto, mientras que cuando está tumbado lo tiene muy curvado. En otras ocasiones, se puede ver cómo arquea el lomo. Del mismo modo, nuestra columna cambia de forma dependiendo de lo que estemos haciendo. A veces, los soportes lumbares fomentan un exceso de arqueo de la región lumbar y empeoran los problemas de esta zona.

La ubicación de los pulmones

Esta es otra parte con la que mucha gente se confunde. De hecho, los pulmones se encuentran muy arriba en el cuerpo; en realidad, su parte superior está por encima de la clavícula y la parte más baja, en la parte inferior de la caja torácica.

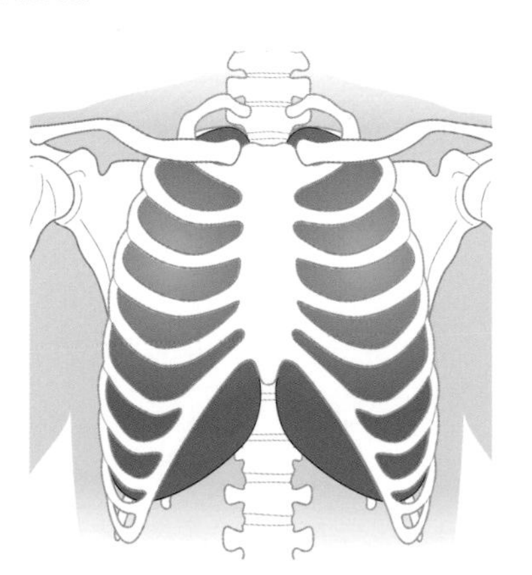

← Los pulmones se extienden desde arriba de la clavícula hasta casi la parte inferior de la caja torácica.

La historia de Richard

Richard Brennan

Edad: 57 | Profesión: profesor de Alexander

En mi antiguo oficio de profesor de autoescuela pasaba muchas horas sentado en el coche y, tras varios años, empecé a tener dolores en la zona lumbar. Pronto se convirtió en una hernia discal y al poco tiempo sufría dolores punzantes de ciática.

Los analgésicos y el reposo solo me aliviaban temporalmente y empezaron a ser cada vez menos efectivos. Los especialistas me realizaron varias pruebas, pero no me pudieron dar un diagnóstico específico. Me dijeron que jamás podría llevar una vida normal y recibí un tratamiento intensivo en un hospital de fisioterapia. Aunque los sanitarios se esforzaron al máximo por ayudarme, el tratamiento solo agravó mi enfermedad, así que tenía más dolores que nunca.

Empecé a indagar sobre la medicina alternativa: la quiropráctica, la osteopatía, la acupuntura, la aromaterapia y el *reiki*. Aunque muchos de estos tratamientos me ayudaron en cierto grado, el dolor solo se aplacaba a corto plazo.

Por casualidad conocí a un profesor de Alexander que me contó que la técnica era muy efectiva para personas con dolores de espalda. Aunque era muy escéptico, decidí ver de qué se trataba. En la primera clase, el profesor me preguntó si siempre me sentaba de esa forma. Me puso un espejo enfrente y vi que me torcía hacia la derecha y me inclinaba hacia la izquierda unos 20°. Aquello me sorprendió, ya que tenía la sensación de estar totalmente erguido. Comenzó a hacer unos ligeros cambios en mi forma de sentarme y ocurrieron dos cosas inmediatamente: en primer lugar, me sentía totalmente torcido y en segundo lugar, mi dolor de espalda empezó a remitir. Me enseñó de nuevo cómo estaba sentado en el espejo y entonces vi que estaba totalmente recto.

Me di cuenta de que cuando enseñaba a la gente a conducir, me sentaba inclinado hacia la izquierda y torcido hacia la derecha para ver la carretera y comprobar si el alumno miraba los espejos; con los años, se había convertido en un hábito siempre que me sentaba. Cuando liberé las tensiones con las clases, mi espalda mejoró, dormía bien, aumentaron mi autoestima y mi confianza, y era mucho más feliz. En tres meses llevaba una vida normal y me agachaba y levantaba sin problema.

Estaba tan impresionado y con tantas ganas de ayudar a otros que me hice profesor de Alexander.

7
Control primario

El método del señor Alexander aborda al individuo como un todo, como un agente autorrevitalizador. Repara y reeduca los mecanismos reflejos y relaciona sus hábitos con el funcionamiento del organismo concebido como un todo. Considero que este método es plenamente científico y pedagógicamente sólido.

PROFESOR GEORGE E. COGHILL, ANATOMISTA, FISIÓLOGO Y MIEMBRO DE LA NATIONAL ACADEMY OF SCIENCES DE EE.UU.

¿Alguna vez se ha parado a pensar por un momento en cómo se mueve por este mundo? ¿Y en si es el modo más fácil y eficaz de desempeñar sus actividades? La mayoría de la gente no dedica a este tema ni un solo pensamiento, de hecho, les resulta tan ajeno que al principio les cuesta comprender qué les pedimos.

Estamos compuestos de 206 huesos, muchos de los cuales están colocados unos encima de otros y tienen forma irregular. Están suspendidos en un "traje" de músculos que nos sostiene y, manteniendo cierto tono, nos sujeta en una posición erguida. En lo más alto de esta estructura está la cabeza, que pesa de 6 a 7 kg, lo que hace que nuestro armazón sea sumamente inestable, algo muy bueno para el movimiento, pero no tanto cuando estamos quietos.

Ejercicio

SENTIR EL PESO

1. Reúna varios objetos que tengan un peso total de 7 kg; por ejemplo, siete bolsas de azúcar o tres bolsas de patatas.
2. Póngalas en un recipiente (una caja o una bolsa) y obtendrá el peso equivalente a su cabeza. Resulta sorprendente el hecho de que siempre que estamos despiertos equilibramos este peso.

Pero eso no es todo. La cabeza no está en equilibrio sobre la columna, por lo tanto, si relajamos los músculos del cuello, la cabeza se inclinará hacia adelante. Si observa a alguien que se está quedando dormido en una silla, su cabeza siempre caerá hacia adelante y hacia abajo; no solo tratamos de equilibrar los 7 kg de la cabeza, sino que debemos solucionar el hecho de que su punto de equilibrio no está bajo su centro de gravedad (ver el dibujo de la derecha).

→ Diagrama del cráneo y las vértebras superiores que muestran el punto de giro y el centro de gravedad de la cabeza.

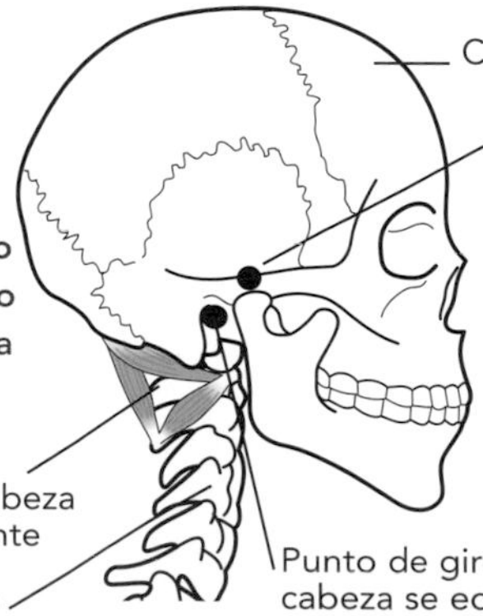

Ejercicio

MALABARISMOS CON UN PLATO

1. Coja un plato (¡uno que no le importe que se rompa!). Ponga su dedo en el centro (su centro de gravedad) e intente mantenerlo en equilibrio usando solo ese dedo.
2. Ahora repita el proceso, pero esta vez ponga el dedo a 5 cm del centro. Esto es similar a la relación que tiene la cabeza con la parte superior de la columna.

Al principio, esta disposición no parece tener sentido. Si tenemos que llevar ese increíble peso en lo alto de nuestras columnas de un lado a otro, lo más lógico sería que nuestras cabezas estuvieran colocadas en equilibrio. Se trata de un misterioso enigma.
La respuesta es sencilla y, al mismo tiempo, brillante.

EL DESEQUILIBRIO DE LA CABEZA

El punto de giro de la cabeza está detrás de su centro de gravedad porque, para moverse, todo lo que debe hacer una persona es soltar los músculos de la parte posterior del cuello. Entonces la cabeza se adelantará ligeramente y, debido a su peso, se moverá todo el cuerpo; es decir, para que un ser humano pueda moverse solo tiene que desprenderse de la tensión de ciertos músculos y un complejo sistema reflejo se encargará del resto. La mayoría de los demás movimientos requieren esfuerzo, pero este tiene que ser máximo al comienzo de la acción. Por ejemplo, un coche o un avión necesitan mucha potencia para arrancar o despegar, pero relativamente poca para mantenerse a velocidad constante. Cuando la cabeza empieza a moverse hacia adelante, el cuerpo la sigue por naturaleza.

Esto tiene profundas repercusiones. Si nos usamos de forma más coordinada, nuestros movimientos requerirán menos esfuerzo y, por tanto, dispondremos de más energía al final del día. Esto puede llevar a un modo de vida más equilibrado, ya que muchos conflictos y situaciones estresantes se producen por fatiga o falta de vitalidad.

Los amigos y familiares de los alumnos de Alexander suelen notar un cambio considerable en el carácter tras algunas clases. He escuchado comentarios del tipo: "Está más tranquilo y mucho más presente".

Por tanto, el principio de la Técnica Alexander es hacer un uso de nuestros cuerpos tal como está previsto por naturaleza, es decir, *reducir* la tensión muscular para moverse y no, como muchos hacemos, aumentar la tensión de los músculos. Este concepto de hacer un esfuerzo para moverse lo afianzan padres y profesores a lo largo de nuestras vidas cuando dicen: "No llegarás a nada sin un gran esfuerzo". Por ello, a menudo inconscientemente, solemos complicarnos la vida más de lo necesario, algo que queda patente física y mentalmente. Al "dejar arrancar" el movimiento, es posible experimentar lo fáciles y naturales que pueden ser muchas cosas. Una vez que esto empieza a penetrar en nuestro subconsciente, podemos estar más relajados en todo lo que hacemos.

LA INESTABILIDAD DEL CUERPO HUMANO

El esqueleto, que consta de más de 200 huesos, en su mayoría apilados unos encima de otros, es intrínsecamente inestable. En principio es similar a una torre de piezas de construcción infantil: cuanto más arriba se ponen las piezas, más inestables serán hasta que al final caigan. Esto, junto con el hecho de que la cabeza no está en equilibrio, indica que tenemos que hacer muy poco para movernos. Estamos concebidos para "caer" en el movimiento y cuando los niños están aprendiendo a caminar hacen exactamente esto. Continuamente parecen estar a punto de darse de bruces, aunque se salvan justo a tiempo por la acción refleja de sus piernas.

Sin embargo, con los años, por nuestro miedo inconsciente a caernos, tratamos de estabilizarnos tensando nuestro sistema muscular. Esto afecta a todo nuestro sistema fisiológico y hace que nuestros reflejos resulten relativamente ineficaces. Por tanto, empleamos un exceso de esfuerzo muscular para realizar una acción que debería poder hacerse exclusivamente gracias a nuestros reflejos.

> Toda facultad adquiere la capacidad para funcionar desempeñando esta función, y si esta la ejerce un organismo sustituto, no sucede ninguno de los ajustes necesarios de la naturaleza, sino que el carácter se deforma para adecuarse a disposiciones artificiales, en vez de a las naturales.
>
> **HERBERT SPENCER, *THE PRINCIPLES OF ETHICS***

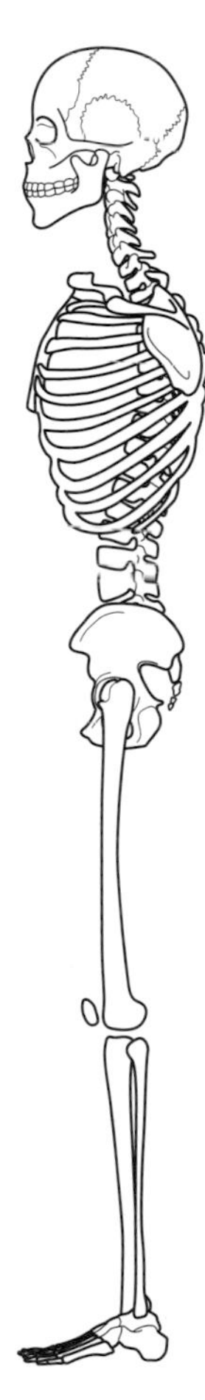

↑ En realidad, estamos compuestos por 206 huesos, muchos de ellos superpuestos.

En resumen, si no nos usamos de la forma prevista por naturaleza, empezamos a emplear nuestros mecanismos musculares de un modo que siempre causará una rigidez innecesaria en algunas partes del cuerpo y un exceso de relajación en otras. Esta rigidez inadecuada se localiza siempre en las partes del sistema muscular obligadas a realizar funciones distintas a aquellas para las que están diseñadas por naturaleza y, por tanto, estarán mal adaptadas a su función.

CAMINAR

Cuando tenemos en cuenta los principios antes descritos, caminar se convierte en una acción en la cual trabajamos *con* la gravedad, en vez de contra ella. Caminar es un proceso de liberación de ciertos músculos que sostienen la cabeza en lo alto del cuerpo, lo que permite que esta se adelante ligeramente pero en dirección ascendente. Puesto que el resto del cuerpo ya es inestable, se moverá cayendo ligeramente hacia adelante. En cuanto el cuerpo detecta el más mínimo movimiento, el mecanismo reflejo automática

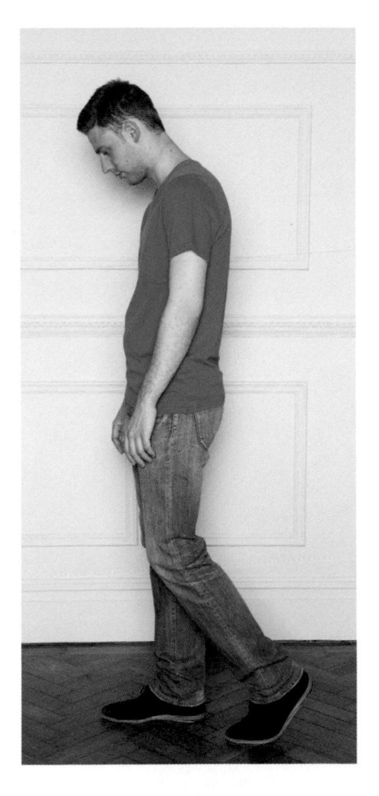

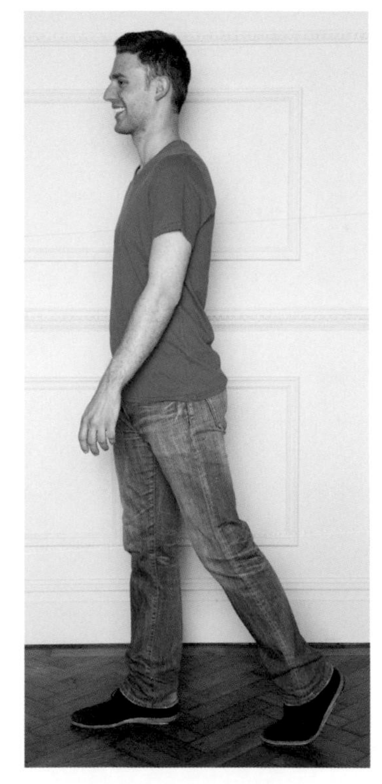

← A la izquierda, el hombre mira hacia abajo y provoca tensión en cuello y hombros. A la derecha, tiene la cabeza equilibrada en lo alto de la columna y camina con facilidad.

e inconscientemente flexiona una rodilla y manda una pierna hacia adelante para evitar que el cuerpo se caiga. Esto es totalmente subconsciente. Todo lo que tiene que hacer es liberar la tensión muscular que impide que estos reflejos funcionen a la perfección. Es importante que no trate de impedirlo.

Cuando se examina el modo de caminar natural surge un principio importante: *la cabeza siempre dirige cualquier movimiento.*

Para practicar la técnica es fundamental comprender esto. Cualquier animal, ya sea una serpiente o un elefante, se mueve dirigiéndose con la cabeza; por ello, los principales órganos sensoriales (ojos, orejas, nariz y lengua) están ubicados en la cabeza. Al principio, puede parecer algo obvio, pero pocos seres humanos aplican este principio cuando están en movimiento.

Ejercicio

DAR UN PASO ADELANTE

1. Permanezca de pie frente a un espejo.
2. Dé un paso adelante.
3. Pregúntese: "¿Qué he tenido que hacer para dar este paso?"
4. Fíjese en si desplaza su peso hacia la izquierda o hacia la derecha al dar el paso (si es así, probablemente ejerza una presión excesiva en la cadera).
5. Pregúntese: "¿Qué parte de mi cuerpo inicia el movimiento?"
6. Repita el ejercicio varias veces hasta que vea si surge un patrón.

Como habrá descubierto, normalmente se da un paso levantando la pierna con los músculos del muslo, que actúan contra la fuerza de la gravedad. Por supuesto, esto consume una energía innecesaria y si piensa en la gran cantidad de pasos que da en un solo día, se dará cuenta de cuánta energía se malgasta. No solo hay un derroche energético, sino que también aumenta la tensión en toda la estructura

Ejercicio

¿CÓMO CAMINA?

1. Déjese caer despacio hacia adelante desde la articulación del tobillo y evítelo dando un paso.
2. Observe si tiene alguna preferencia respecto a qué pierna emplea para prevenir la caída.
3. ¿Todavía tiende a elevar la pierna en lugar de dejar que funcione por reflejo?
4. Cuando empiece a andar, trate de fijarse en si camina con la parte exterior o interior del pie. Debería haber una presión equitativa en ambos lados de cada pie. Observe cualquier exceso de presión en el lado interior del pie, ya que puede hacer que el puente se hunda.
5. Cuando camine sea consciente de si sus pies tienden a apuntar hacia dentro o hacia fuera. Es posible que un pie se mueva de forma distinta al otro.
6. Tome conciencia de la cantidad de presión que se produce cuando sus pies tocan el suelo.

solo para mantener el equilibrio cuando el pie se eleva del suelo. Esta tensión es totalmente inofensiva si es esporádica, pero cuando ocurre cientos de veces al día suele provocar rigidez y, con el tiempo, dolor.

No puedo dejar de insistir en la importancia de no *intentar* cambiar las cosas, ya que siempre obtendrá como resultado un aumento de la tensión muscular y empeorará la situación. Solo se producirá un cambio si toma conciencia de su hábito. Puede que no sea visible inmediatamente, puede que no aprecie la diferencia en unos días o incluso semanas, así que trate de tener paciencia. Nota: cualquier cambio que ocurra debe producirse aplicando sus direcciones (ver el capítulo 5).

EL CALZADO ADECUADO

A menudo la gente me pregunta si conozco algún zapato para caminar que sea bueno para los pies. El calzado Vivo Barefoot se ha diseñado teniendo en cuenta los principios de la Técnica Alexander y permite que los pies y los tobillos funcionen como es debido (ver página 155 para obtener información de su página web).

Estos zapatos no sustituyen al aprendizaje de la técnica, pero combinando las clases de Alexander con un calzado que ayude al pie a moverse de forma natural podrá caminar y permanecer de pie con más comodidad.

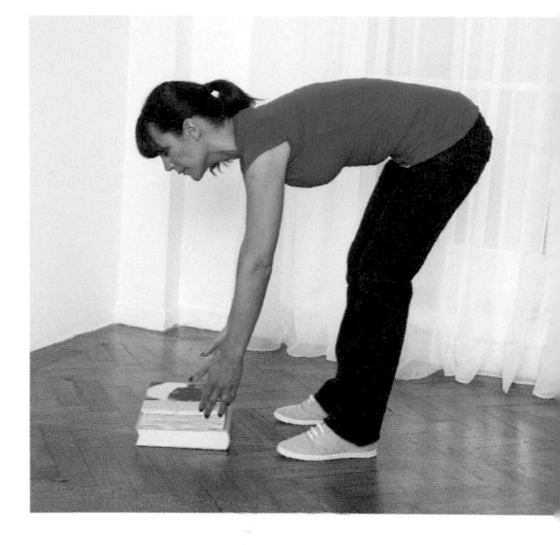

↑ **Así es como mucha gente se agacha para recoger cosas. Todo el cuerpo está bajo tensión porque la parte superior del cuerpo ya no está sobre su soporte: los pies.**

AGACHARSE

Al agacharse para recoger objetos, mucha gente no flexiona las rodillas, solo se dobla a partir de la articulación de la cadera (donde el fémur se une a la pelvis). Esto ejerce una inmensa tensión en los músculos de la espalda, sobre todo en los de la región lumbar. Sin darse cuenta, mucha gente, cuando vuelve a levantarse, en realidad eleva la mitad del peso de su cuerpo además del peso del objeto. Por ejemplo, si una persona que pesa 67 kg recoge un objeto que pesa 12,5 kg sin flexionar las rodillas, en realidad estará subiendo 44 kg además del peso del cuerpo con los músculos lumbares, lo que ocasionará una tensión considerable.

Este mal uso casi siempre provoca dolores lumbares o, en casos extremos, hernias discales. Si observa a un levantador de pesas profesional, verá que siempre se pone de cuclillas cuando se agacha, como hacen los niños, empleando fundamentalmente sus fuertes músculos de muslos y nalgas y no los de la espalda. Rara vez verá a un niño o a un indígena agacharse sin flexionar las rodillas y los tobillos. Alguien me contó una vez que, hace muchos años, a los misioneros europeos en África se les apodó con un nombre que traducido significaba "la tribu sin rodillas".

En la fotografía inferior derecha la mujer está perfectamente colocada y bien equilibrada al agacharse. Alexander denominó a esto "posición de ventaja mecánica".

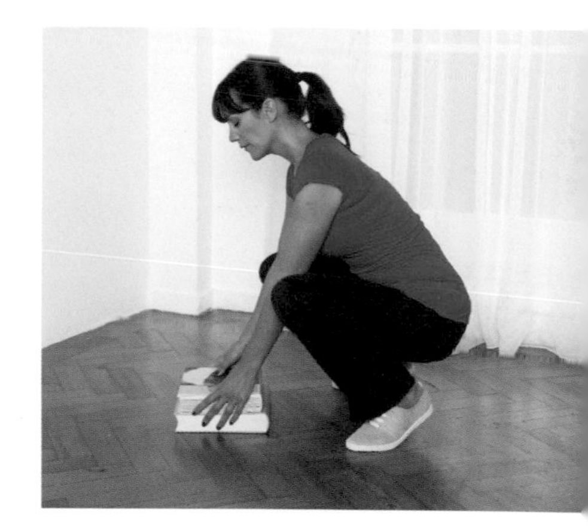

↑ **Posición de ventaja mecánica: cuando la mujer se pone de cuclillas, está en equilibrio y, por tanto, no ejerce una excesiva tensión sobre su estructura. Esta posición se suele ver en niños, pero casi nunca en los adultos de países desarrollados.**

POSICIÓN DE VENTAJA MECÁNICA

Existen algunas variaciones de la "posición de ventaja mecánica", el término que empleó Alexander para describir el cuerpo cuando se encuentra en un estado de estabilidad, equilibrio y comodidad mientras realiza una acción que requiere una disminución de estatura. La palabra "posición" puede ser un poco confusa, ya que no se trata de una postura fija, sino flexible y variable, en la que movemos la parte superior del cuerpo hacia adelante a la vez que doblamos las articulaciones de la cadera, las rodillas y los tobillos. Permanecemos en un estado de equilibrio manteniendo la longitud de la columna, evitando arquear la zona lumbar o doblar la parte superior de la columna. Como el sentido cinestésico no suele ser fiable, es mejor aprender esto primero con un profesor titulado de Alexander.

Alexander describió esta posición en su primer libro, *Man's supreme inheritance*:

> A través de mi sistema para conseguir la posición de "ventaja mecánica", se genera un sistema de masaje interno natural perfecto, como nunca antes se había logrado mediante métodos ortodoxos, un sistema que es tremendamente beneficioso para deshacerse de la acumulación tóxica que evita, por tanto, los males que surgen de la autointoxicación.

A medida que tome conciencia de sí mismo en distintas situaciones, como coger la leche de la nevera o recoger el correo, empezará a notar un cambio en su forma de moverse. Las actividades diarias se vuelven más fáciles y esto se reflejará en su actitud hacia la vida.

Ejercicio

RECOGER UN LIBRO

1. Coloque un libro en el suelo frente a usted.
2. Sin pensarlo, recoja el libro como suele hacerlo (es decir, de la forma que le parezca más cómoda).
3. Repítalo varias veces.
4. Trate de fijarse en cómo se agacha. ¿Solo se dobla desde la pelvis? ¿O usa las articulaciones de los tobillos, las rodillas y la cadera a la vez? Si flexiona las rodillas, ¿en qué medida lo hace?
5. Trate de ponerse en cuclillas. Si le parece difícil, solo vea cuánto puede bajar. No se obligue a hacer más de lo que pueda. Al principio puede que necesite sujetarse a una silla o mesa cercana para estabilizarse.

Puede ser útil volver a leer el capítulo 4 (Inhibición) y el capítulo 5 (Direcciones) y repetir este ejercicio.

Al principio, la nueva forma de moverse puede resultar extraña o incluso antinatural, porque está fuera de sus pautas habituales. Sin embargo, en poco tiempo, el nuevo modo se vuelve natural y los viejos hábitos comienzan a parecer descoordinados y torpes.

SENTARSE

Una costumbre frecuente es dejarse caer hacia atrás al sentarse. Esto estimula demasiado nuestros reflejos del miedo y hace que nos tensemos. Además, las piernas no hacen el ejercicio necesario para estar en forma. Un mejor modo de sentarse es dibujar una curva como en la fotografía (derecha) y después poco a poco dejar que los isquiones lleguen a la silla. Debería poder cambiar de opinión y levantarse enseguida cuando quisiese. Si le resulta difícil, sentarse como si la silla no estuviera le puede ayudar a encontrar el equilibrio.

Cuando nos levantamos de una silla, también podemos ejercer una enorme tensión en toda nuestra estructura, como se puede ver en las fotografías de abajo (izquierda y centro).

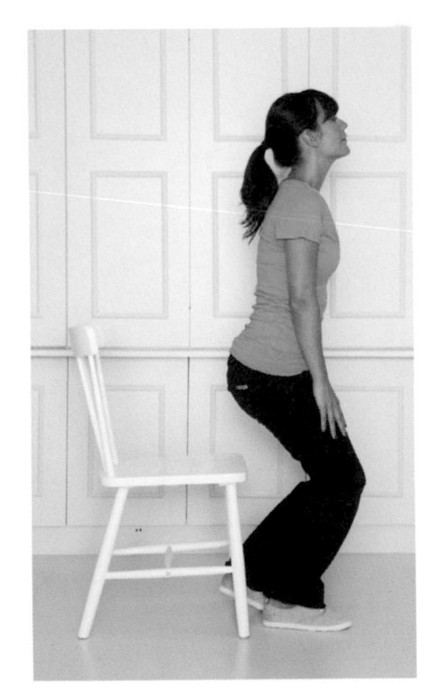

↑ Si arquea demasiado la espalda al sentarse, se producirá una pérdida de equilibrio y tensión en la columna.

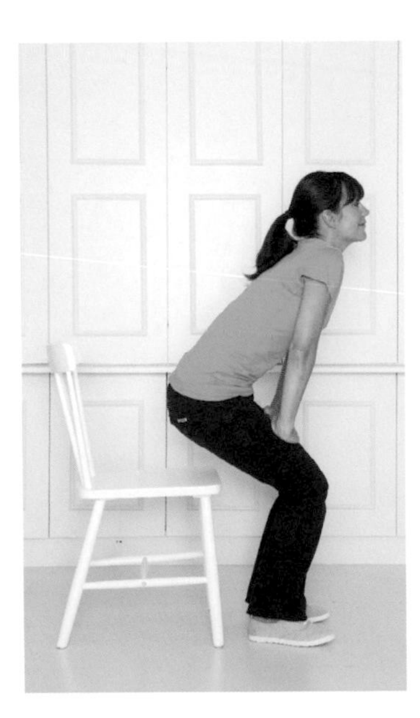

↑ Cuando el cuerpo pierde el equilibrio, emplea tensión muscular para recuperarse.

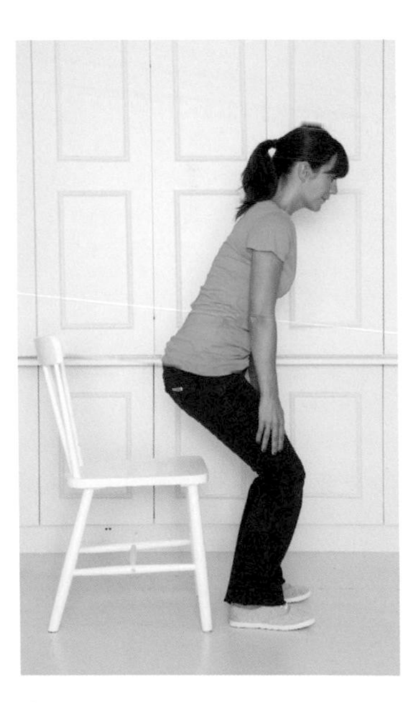

↑ Es mucho mejor descender en equilibrio para que no se activen los reflejos del miedo.

Ejercicio

PRACTICAR SENTADILLAS

Aparte de las típicas sesiones de ejercicio, como caminar, correr y nadar, las sentadillas son una actividad muy útil. De niños, siempre nos agachamos en cuclillas, pero a medida que nos hacemos mayores, cada vez flexionamos menos las rodillas. Si no está acostumbrado a hacer sentadillas, no haga demasiadas. Puede ayudarse sujetándose a algo firme para equilibrarse y hacer despacio algunas sentadillas, con cuidado de no bajar demasiado al principio.

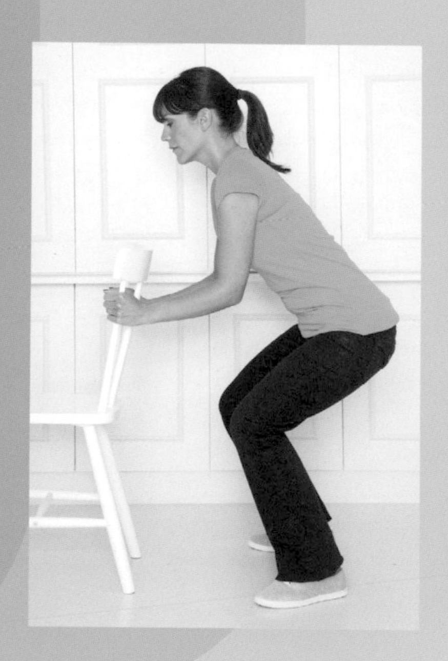

También puede hacerlas cuando se agache a recoger objetos del suelo. Asegúrese de tomarse su tiempo, ya que esto le ayudará a encontrar cualquier exceso de tensión en el cuerpo. Asegúrese de que dobla a la vez las articulaciones de los tobillos, las rodillas y la cadera y de que mantiene la espalda recta, aunque esto no significa que la espalda tenga que estar siempre vertical.

Si tiene algún problema, consulte a un profesor de Alexander.

MÚSCULOS Y REFLEJOS

Disponemos de un complejo sistema de reflejos y músculos posturales que nos sostienen y mueven en perfecto equilibrio y coordinación. Sin embargo, la mayoría de nosotros hacemos un mal uso de estos sistemas; sería útil comprender cómo funcionan para que podamos movernos por la vida con más facilidad.

Todos deseamos tener una buena postura, pero mucha gente discrepa acerca del significado de "postura". Se suele malinterpretar como "la posición en la que nos sostenemos mientras estamos sentados o de pie" y eso es lo que hace la gente: adopta posiciones habituales y las mantiene con mucha tensión muscular, que al final provoca que el cuerpo se desgaste prematuramente.

La palabra "sostener" indica que tenemos que *hacer* algo conscientemente para lograr una buena postura, pero los niños tienen una postura perfecta sin "hacer" nada conscientemente para mantenerla. La mantienen los músculos y los reflejos posturales que trabajan por debajo del nivel de consciencia.

Los adultos aún tenemos esos sistemas para sostener, mover y mantenernos en perfecto equilibrio cuando realizamos actividades cotidianas, aunque tenemos el hábito de emplear un exceso de tensión muscular que afecta a esos reflejos posturales. Si aprende a liberar esa tensión, podrá moverse con mucho menos esfuerzo.

MÚSCULO

En el cuerpo humano existen más de 650 músculos que suponen casi la mitad del peso de nuestro cuerpo. Existen básicamente tres tipos de músculos: esqueléticos, cardiacos y lisos. La Técnica Alexander afecta directamente al primer tipo, los esqueléticos, pero puede tener un efecto indirecto en los otros dos tipos de músculos. Aunque los huesos forman la estructura del cuerpo, no se pueden mover por sí solos.

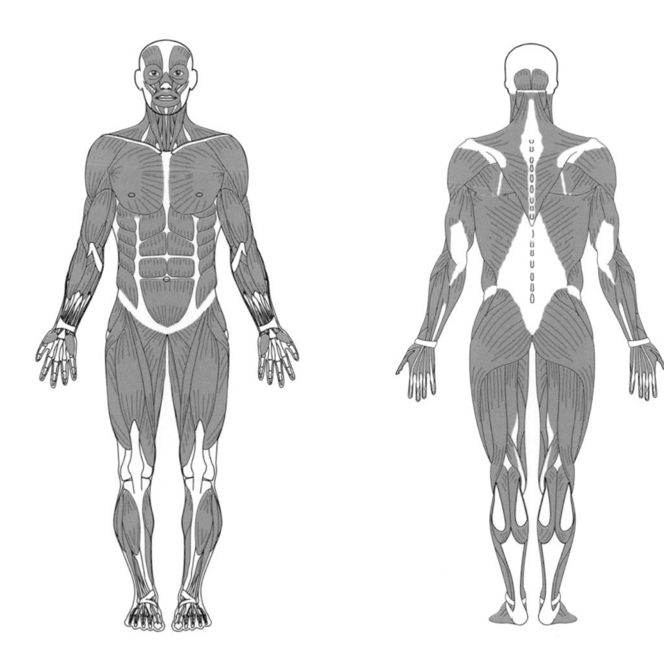

Tenemos un "traje" de músculos que nos sostienen y mueven en todas nuestras acciones.

Hay músculos de distintos tamaños, desde los enormes glúteos (músculos de las nalgas) al diminuto estapedio (oído). El músculo esquelético es el tejido que une dos o más huesos y, debido a su poder de contracción y relajación, puede iniciar un movimiento o mantener una postura. Los músculos esqueléticos pueden tener dos o más puntos de unión. Por ejemplo, el bíceps une el omóplato (escápula) con el antebrazo (radio), o pueden unir tres huesos, como en el caso del músculo esternocleidomastoideo, que conecta la cabeza (la apófisis mastoides del hueso temporal) con la clavícula y la parte delantera de la caja torácica (esternón).

CONTRACCIÓN MUSCULAR

Conviene señalar que los músculos solo pueden tirar de dos huesos para unirlos, pero nunca pueden separarlos; la única forma de que los músculos alejen dos huesos es simplemente dejar de contraerlos. Por ello, los músculos funcionan en parejas: uno es el que mueve (el que está contraído) y se conoce como músculo agonista, mientras que el otro (que se relaja despacio para permitir un movimiento controlado) se denomina músculo antagonista. Todos los músculos pueden ser de uno u otro tipo. De hecho, los músculos siempre colaboran entre ellos en un *ligero* estado de tensión, que es lo que les da el tono. La única

Diagramas del antebrazo moviéndose hacia abajo (izda.) y arriba (dcha.), que muestran la acción agonista y antagonista.

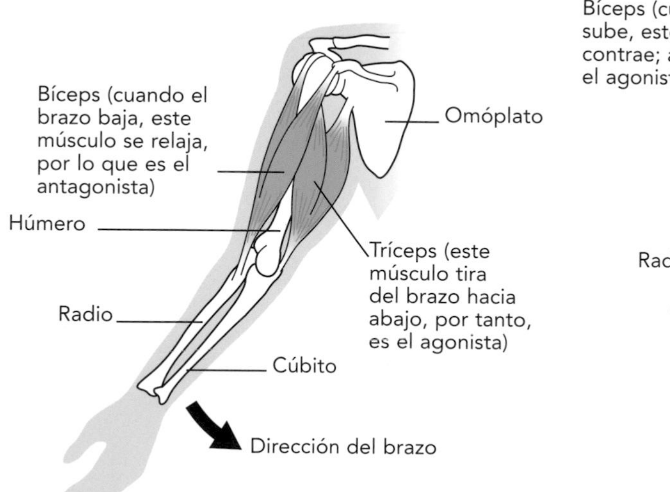

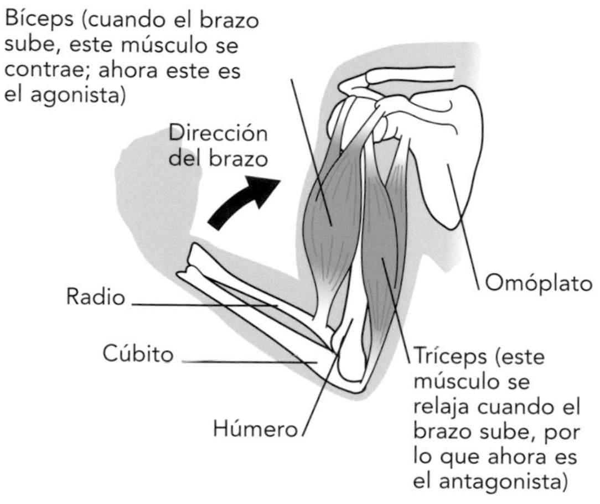

parte del músculo que no se contrae es la conexión entre el hueso y el tejido contráctil, conocida como tendón.

TIPOS DE FIBRAS MUSCULARES

Los distintos músculos desempeñan diversas funciones y, como resultado, difieren en estructura y color. Todos los músculos tienen varias fibras musculares distintas, pero si uno tiene una función específica, tendrá mayoría de un tipo de fibra. Para entender las diferencias, podemos dividir los músculos en dos grupos, conocidos anatómicamente como de contracción rápida y de contracción lenta, dependiendo de la velocidad a la que se contraen.

Contracción rápida

Estas fibras musculares se contraen deprisa y se emplean en movimientos rápidos como caminar, correr y recoger cosas. La mayoría de estos músculos se encuentran en los "músculos de actividad", como los de brazos y piernas.

Contracción lenta

Estas fibras musculares se contraen relativamente despacio, pero resisten al cansancio y pueden trabajar largos periodos sin reposo. Se encuentran sobre todo en los músculos posturales profundos del tronco y las piernas.

Por lo tanto, una de las diferencias más significativas entre los distintos tipos de fibras musculares es que las que usamos para mantener la postura resisten mucho más al cansancio que las que usamos para movernos. Mucha gente trata de mejorar su postura pensándolo conscientemente, como echando hacia atrás los hombros o sentándose erguidos, pero en realidad están usando sus músculos de contracción rápida, que se cansan en unos minutos. De modo que aun con las mejores intenciones, es físicamente imposible mejorar la postura simplemente tensando nuestros músculos. No obstante, por lo general podemos mejorar la postura y el modo en que "nos usamos" liberando tensión muscular y dejando funcionar a los reflejos posturales. A esto se refería Alexander cuando decía que si dejas de hacer lo incorrecto, lo correcto sucederá por sí solo.

CÓMO SE CONTRAEN LOS MÚSCULOS

Tal como puede apreciarse en la siguiente ilustración, los músculos se componen de tejido conjuntivo (fascia) formado por células musculares (fibras), cada una de ellas cubierta por una membrana de tejido fibroso conocida como perimisio. Estas membranas, a su vez, están cubiertas por una cubierta externa conocida como fascia (o epimisio). Si se analizan detenidamente, estos haces de células musculares, que pueden alcanzar los 20 cm de longitud, parecen estar formados por un conjunto de fibras que constituyen las unidades del músculo. Es a este nivel celular donde pueden percibirse los resultados de la práctica de la Técnica Alexander.

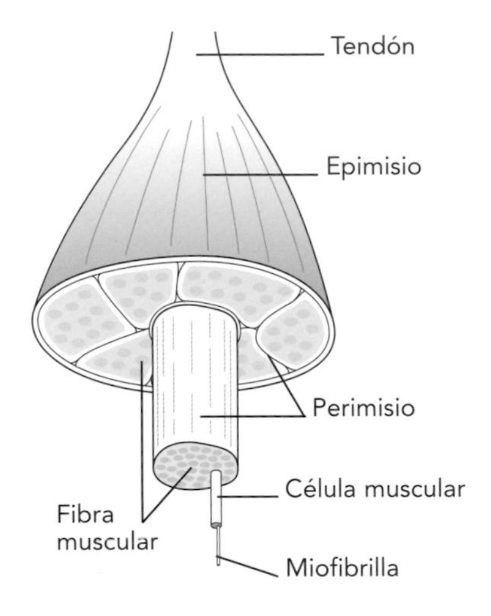

Estructura de un músculo esquelético.

Estas fibras (o miofibrillas) se acortan cuando se activan químicamente, lo que sucede en respuesta a los estímulos nerviosos. La sustancia química iniciadora depende del tipo de músculo, pero la respuesta siempre es la misma: la reducción de moléculas proteicas.

Si los músculos están en un estado de tensión constante, el cuerpo se adaptará, lo que provocará un acortamiento de todo el músculo, como puede comprobarse en las mujeres que suelen llevar tacones. Debido al continuo estado de contracción de los gemelos, estos se acortan y en algunos casos a las mujeres les cuesta llegar al suelo con los talones si no llevan tacones.

Solo pensar en alargarlos y ensancharlos puede ocasionar un aumento en la longitud de la fibra muscular, y si esto continúa durante un tiempo puede provocar un alargamiento general del cuerpo. Tal como he mencionado anteriormente, mucha gente ha crecido unos 2,5 cm o más durante las lecciones de Alexander. Pero no se preocupe, este proceso sucede a lo largo de semanas o meses: ¡es muy gradual y suave!

Es importante darse cuenta de que cualquier exceso de tensión muscular provocará que los huesos se salgan de su sitio (como un omóplato que sobresale en vez de descansar cómodamente sobre la caja torácica), lo que a su vez hará que los demás músculos estén innecesariamente tirantes. Como resultado, un músculo tenso afectará a todo el organismo.

Un incremento prolongado de la tensión muscular puede ocasionar además interferencias en los sistemas nervioso, digestivo, respiratorio y circulatorio, y afectará negativamente a las funciones naturales.

EL SISTEMA CIRCULATORIO O VASCULAR

Este sistema está formado por arterias, venas y capilares a través de los cuales se bombean 36.000 litros de sangre cada día. La longitud total de los vasos sanguíneos alcanza unos sorprendentes 102.500 km que, si se estirasen, ¡rodearían la Tierra dos veces!

Las arterias y venas, al igual que los nervios, se entretejen con los músculos del cuerpo. No son tubos rígidos, sino que pueden contraerse y dilatarse para dejar pasar un mayor o menor flujo sanguíneo con la presión justa. Si los músculos por los que pasan los vasos están particularmente tensos, obviamente el flujo sanguíneo se limitará y el corazón tendrá que trabajar más para compensar, o algunas partes del cuerpo se quedarán sin los nutrientes que proporciona la sangre. Esta presión en arterias y venas podría ser un factor clave que contribuiría a varias dolencias.

EL SISTEMA RESPIRATORIO

Una de las cosas más llamativas sobre mis alumnos es que casi todos tienden a respirar superficialmente. De hecho, mucha gente aspira solo una cuarta parte del aire que debería inhalar normalmente.
Un adulto medio respira casi 13.650 litros de aire cada día, por eso es vital que este sistema funcione de forma eficaz y eficiente. La razón por la que la gente adolece de respiración superficial es porque:

- Al sentarse se desploma, lo que constriñe su capacidad pulmonar.
- Se sienta de forma rígida, por tanto su caja torácica se queda relativamente fija.
- Tensa excesivamente sus músculos intercostales (los que conectan una costilla a otra).
- Acorta los músculos de su espalda, lo que a su vez provoca que se reduzca el movimiento de las costillas.
- Tensa excesivamente los músculos de la espalda, lo cual acorta la columna. Esto ocasionará la compresión de la articulación que conecta las costillas a las vértebras y producirá una limitación del movimiento de toda la caja torácica.

A partir del ejercicio de la página 92, es sencillo percibir que el exceso de actividad muscular (o su ausencia) afectará directamente a las pautas de respiración.

Ejercicio

PAUTAS DE RESPIRACIÓN

1. Siéntese en una silla y observe su respiración: ¿desde dónde respira? ¿Su respiración es superficial o profunda? ¿Qué parte de su cuerpo se mueve más?
2. Ahora desplómese en la silla, cuanto más se deje caer mejor.
3. Inhale profundamente y observe cuánto aire puede aspirar.
4. Esta vez, siéntese muy rígido y erguido, tan "derecho" como le sea posible.
5. De nuevo, inhale profundamente y sea consciente de cuánto aire aspira.
6. Por último, siéntese sin desplomarse ni estar rígido y respire.
7. Compare los tres resultados, que hablarán por sí solos.

EL SISTEMA DIGESTIVO

Todo el sistema digestivo depende en gran medida de que los músculos del cuerpo realicen sus funciones naturales, ya sean los músculos de las mandíbulas que ayudan a los dientes a masticar o las contracciones musculares (peristalsis) que obligan a la comida a pasar por el tracto digestivo. De hecho, el estómago es un gran saco muscular. Como he dicho antes, la tensión en un músculo afectará siempre a todo el sistema muscular; el funcionamiento eficiente del proceso de digestión, absorción y asimilación dependerá de la total libertad de todo el sistema muscular.

EL SISTEMA ESQUELÉTICO

Cualquier tensión muscular afectará al movimiento de todo el cuerpo, lo que puede ocasionar limitaciones en las articulaciones sinoviales, las más comunes y móviles del cuerpo. La dinámica de la nutrición articular depende de que el movimiento de la articulación provoque que disminuya la presión en la articulación. Esto, a su vez, ocasionará que el plasma sanguíneo se libere en la articulación, algo crucial para que se forme más líquido sinovial. El proceso es vital para una lubricación eficaz de la articulación. Un buen ejemplo son los indios, que rara vez pierden su capacidad para hacer sentadillas, ya que no han perdido el movimiento de sus articulaciones, y cuanto más movimiento haya en las articulaciones, más líquido sinovial se producirá.

El hueso es una sustancia muy dura, que puede durar siglos, así que imagínese la cantidad de fuerza que un músculo ejerce cuando tira de dos huesos a la vez y estos comienzan a desgastarse, como en el caso de la artritis.

Como cada hueso del esqueleto está interconectado con los músculos, si habitualmente sufrimos una tensión excesiva en nuestra estructura, en realidad estamos tirando de una parte de nuestro cuerpo contra otra parte. Esto, obviamente, es perjudicial para nuestro equilibrio, coordinación y postura y, finalmente, para nuestro total bienestar, tanto físico como mental.

EL SISTEMA NERVIOSO

El sistema nervioso, o neurológico, abarca una red de fibras nerviosas que van desde el cerebro y la médula espinal (en conjunto llamado sistema nervioso central) al resto del cuerpo. Su función es transmitir mensajes desde y hacia cada parte del organismo.

Muchas de las fibras nerviosas pasan entre músculo y hueso, así como entre músculos. Si, debido al estrés, un músculo está bajo un

Ejercicio

TENSIÓN MUSCULAR

Para demostrar lo duro que puede ponerse un músculo en tensión:

1. Sienta los bíceps (los músculos de la parte superior del brazo), mientras sus brazos caen libremente.
2. Coja algo pesado, como una silla, con un solo brazo.
3. Note la diferencia.

estado de contracción permanente, un nervio puede quedar atrapado por el músculo endurecido y producir un gran dolor, como la ciática. Esto, obviamente, provocará que la persona se tense más, originando un círculo vicioso. Cualquiera que haya tenido un nervio pinzado podrá decirle lo doloroso que es.

REFLEJOS

Una acción refleja, o reflejo, es un movimiento involuntario y casi instantáneo en respuesta a un estímulo. Cuando hay un cambio en la duración o carga de un músculo, se estimulan unas terminaciones nerviosas especializadas llamadas mecanorreceptores. Existen tres categorías de reflejos:

Reflejos superficiales

Incluyen cualquier movimiento brusco provocado cuando se roza o se pincha la piel. Ejemplo: doblar los dedos de los pies cuando se acaricia la planta, del talón al antepié.

Reflejos profundos

Dependen del estado de contracción medio en el que se encuentran los músculos en descanso. Ejemplo: el reflejo rotuliano, el del golpe de martillo del médico en la rodilla, que se produce cuando el tendón de un músculo recibe un golpe seco.

Reflejos viscerales

Son reflejos conectados a los distintos órganos del cuerpo. Ejemplo: la contracción de las pupilas cuando se les proyecta una luz.

Todas las acciones reflejas tienen lugar sin control consciente, y aun así, en algunos casos pueden ser anuladas por la razón. Si coge un plato caliente, la acción refleja es dejarlo caer al suelo, pero la inteligencia razonada sabe que esto provocará un desastre, así que coloca el plato en una mesa cercana (esto depende obviamente de cómo de caliente esté el plato). Parece que, en los animales, las acciones reflejas son mucho más poderosas que el razonamiento. Por ejemplo, si un perro persigue a un gato, este puede atravesar una carretera atestada de coches para escapar, lo que puede acarrear consecuencias trágicas. Si un ser humano se viese perseguido, consideraría las ventajas e inconvenientes de salir corriendo por la carretera. De esta forma, se puede probar que nuestra inteligencia racional tiene más resonancia que los reflejos.

Tenemos reflejos porque hay que realizar miles de ajustes cada minuto y no es factible pensar en todos ellos con nuestro cerebro consciente. Podemos, no obstante, realizar varias actividades (como doblarnos, caminar, transportar o alcanzar cosas) que sería de esperar que interfirieran en nuestro equilibrio y causaran caídas, si no fuese porque nuestro sistema muscular está haciendo ajustes de tensión y posicionamiento continuos a través de nuestros reflejos.

En la siguiente página se recogen cuatro ejemplos de cómo el usarnos o no puede afectar a algunos de los reflejos más importantes.

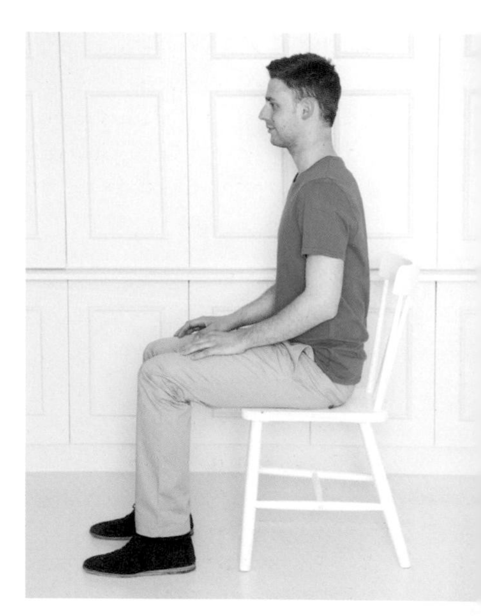

LOS REFLEJOS MIOTÁTICOS EN RELACIÓN CON LA TÉCNICA ALEXANDER

Un reflejo miotático es una contracción instantánea producida cuando los músculos se estiran excesivamente o demasiado rápido. El estiramiento está ocasionado por un estímulo, como una presión hacia arriba de los discos intervertebrales de la columna, o por una fuerza externa como la gravedad. Su función es detener una parte del cuerpo que se disloca del resto de la estructura si se tira de ella súbita o inesperadamente: una acción similar a la de los cinturones de seguridad retráctiles usados en la mayoría de los coches de hoy día.

En otras palabras, si un músculo se estira demasiado rápido o excesivamente, se acortará más aún. Esto plantea la cuestión de si la tracción puede en ocasiones causar un acortamiento de la estructura.

En *Body awareness in action*, Frank Pierce Jones escribió:

> La tendencia del cuerpo a alargarse desde dentro le aporta fuerza y solidez. Si los discos se han expandido, los pequeños músculos pegados a las vértebras deberían haberse alargado y su fuerza, aumentado. El alargamiento y fortalecimiento iniciado por los discos y los músculos pequeños debería transmitirse por medios meramente mecánicos a los músculos más grandes, y el proceso continuaría en la superficie. Este proceso se mejora con el movimiento. Al mover el cuerpo o una parte contra la gravedad, los músculos usados mejoran por el estiramiento que produce en ellos la parte que se eleva (la gravedad facilita un movimiento contra ella misma). Al levantarnos de una silla, por ejemplo, cabeza, cuello y espalda se desplazan hacia adelante como una unidad sin perder su longitud. En el proceso, los músculos de la parte inferior de la espalda, los glúteos y los muslos se estiran. Cuando el

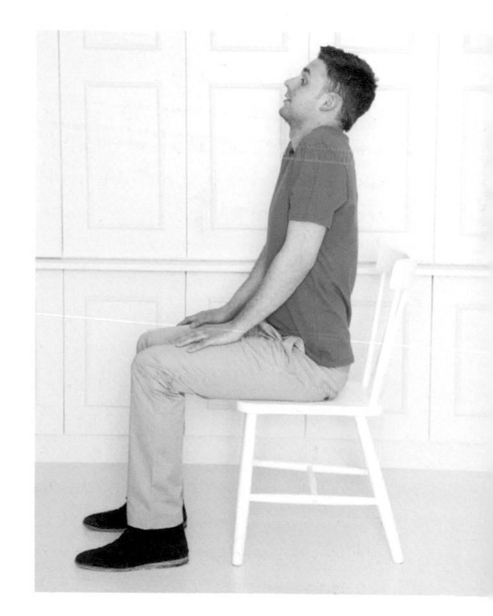

↑ El hombre de arriba está sentado de forma relajada. Cuando se activa el reflejo del miedo, sus hombros se encorvan, la cabeza se retrae y la espalda se arquea (abajo).

Ejercicio

PROBAR EL REFLEJO DEL MIEDO

1. Coloque las manos de forma que descansen en la parte posterior del cuello con los dedos corazón tocándose.
2. Permanezca de pie de espaldas a un sofá como si fuese a sentarse.
3. Ahora siéntese echándose hacia atrás, mientras trata de percibir la presión en las manos.

Ejercicio

PROBAR LOS REFLEJOS DE LOS DEDOS DE LOS PIES

Puede probar estos reflejos por sí mismo con facilidad:

1. Pida a un amigo que se siente en una silla.
2. Asegúrese de que se sienta erguido. Coloque una mano en su rodilla y mueva su pierna de lado a lado. Debe moverse con facilidad.
3. Ahora pídale que se incline hacia adelante para que tenga más peso sobre sus pies y menos sobre los isquiones.
4. De nuevo, coloque la mano en su rodilla y trate de mover su pierna de lado a lado otra vez. Esta vez dicha extremidad no debería moverse con tanta facilidad.

Como la mayor parte del peso recae sobre los dedos de los pies, las terminaciones nerviosas entre estos estarán activadas, lo que provocará que los músculos de las piernas se tensen, ya que están preparándose para ponerse de pie.

estiramiento alcanza cierto nivel de intensidad, los músculos estirados se contraen de forma refleja, enderezando la articulación de la cadera y alargando los músculos de la rodilla. El cuerpo se eleva suavemente casi sin esfuerzo.

Esta es la breve experiencia que vive un alumno durante una clase de Alexander, denominada "la experiencia Alexander".

Ejercicio

MOVERSE CON MENOS ESFUERZO

1 Siéntese en una silla de cocina.

2 Póngase de pie como haría normalmente.

3 Siéntese de nuevo como haría habitualmente.

4 Vuelva a levantarse, pero esta vez mueva el torso desde las articulaciones de las caderas, con la sensación de estar cayendo hacia adelante.

5 Al volver a sentarse, piense de nuevo en doblarse desde las caderas con la sensación de caer hacia adelante. Asegúrese de doblar las rodillas.

6 Repita el proceso unas veces más y verá cómo puede moverse con menos esfuerzo. Puede sentir una mayor sensación de equilibrio haciéndolo así, pero sea consciente de que puede experimentar Apreciación sensorial imprecisa, así que es buena idea usar un espejo.

Ejercicio

¿ESTÁ USANDO LOS MÚSCULOS ADECUADOS?

La mayoría de la gente que trata de mejorar su postura utiliza los músculos dinámicos en lugar de los posturales. Como los primeros están diseñados para ejecutar actividades se fatigarán con facilidad y harán que sea imposible un cambio permanente, como podrá observar en este ejercicio.

1 Permanezca de pie o siéntese enfrente de un espejo como antes.

2 Compruebe si puede notar algo en su postura que le gustaría cambiar.

3 Si puede, colóquese en una posición que le resulte cómoda.

4 Espere unos minutos para ver si sus músculos comienzan a cansarse. Si lo hacen, sabrá que ha incrementado su tensión muscular para mejorar su postura en lugar de liberarla.

Los distintos reflejos

REFLEJO DE SOBRESALTO

Siempre que nuestra estructura esté desequilibrada y vayamos a caernos hacia atrás, se activará el reflejo del miedo, en ocasiones conocido como "reflejo de Moro". Se parece a la acción refleja que ocasiona un ruido alto repentino. Es interesante mencionar que esta reacción puede apreciarse solo en los músculos del cuello. La cabeza se retrae a medida que los músculos se acortan y los hombros se encorvan; acciones que Alexander reconoció como hábitos comunes en todos los seres humanos. Existen buenas razones para esta respuesta: protege las partes inferiores del cerebro, el cerebelo y la médula, así como la parte superior de la médula espinal. Cualquier daño en estas zonas incapacitaría a una persona de por vida. La mayoría de nosotros, no obstante, activamos este reflejo cada vez que nos sentamos en una silla porque, cuando lo hacemos, tendemos a dejarnos caer hacia atrás durante gran parte del tramo.

Es probable que sienta que los músculos de su cuello se endurecen si intenta hacer el ejercicio antes mencionado; se trata de un reflejo del miedo que se activa innecesariamente cada vez que nos sentamos o levantamos, hasta que se convierte en un hábito.

REFLEJO ROTULIANO

Este es quizás el reflejo más conocido del cuerpo. Los doctores lo utilizan para probar el sistema reflejo golpeando ligeramente el tendón que se encuentra justo debajo de la rótula, lo cual provoca que los cuádriceps se alarguen y estimula los receptores sensoriales de los estiramientos, ocasionando un impulso en la fibra nerviosa del nervio femoral que lleva a la región lumbar de la médula espinal. Allí, una neurona sensorial se une a una neurona motora que provoca la contracción del cuádriceps femoral, la cual combinada con la relajación del flexor de la corva, hace que la pierna dé una patada. Este reflejo ayuda a mantener la postura y el equilibrio, y permite caminar sin estar pensando en cada paso que tiene que darse.

LOS REFLEJOS POSTURALES DE LOS PIES

El doctor David Garlick, profesor de fisiología de la Universidad de New South Wales en Sídney, ha demostrado que muchos de los músculos involuntarios del torso se activan por las terminaciones nerviosas sensoriales del pie. Estas terminaciones nerviosas son sensibles a la presión, así que cuanto más peso haya en los pies, mejor funcionarán estos músculos y reflejos (esto sucede incluso cuando estamos sentados si las plantas de los pies están en el suelo, aunque obviamente no en la misma medida). No obstante, tal como he comentado antes, mucha gente no coloca sus pies de forma equilibrada cuando está de pie; tiende a poner demasiado peso en sus talones o dedos, o bien lleva el peso a un lado.

En dichos casos, las terminaciones nerviosas sensoriales no pueden estimularse y los músculos posturales que nos mantienen erguidos de forma automática trabajarán menos. Como resultado, comenzaremos a usar los músculos dinámicos y, como se cansan muy rápido, nos supondrá un esfuerzo mantener una postura erguida; después de un rato, inevitablemente comenzaremos a desplomarnos.

La reeducación, empleando los principios de la técnica, puede restaurar el equilibrio natural del cuerpo y animarnos a utilizar los músculos apropiados para un uso adecuado.

LOS REFLEJOS DE LOS DEDOS DE LOS PIES

Entre los huesos metatarsianos del pie, que acaban en los cinco dedos, hay cuatro conjuntos de músculos llamados interóseos dorsales. Unidas a cada uno de estos músculos están las terminaciones nerviosas sensoriales, que activan el músculo de la pierna.
Al igual que los reflejos posturales, estos trabajan principalmente cuando se está de pie. Si, como se ha mencionado antes, no distribuimos el peso entre ambos pies cuando estamos en bipedestación, estos reflejos no funcionarán de forma eficaz y una vez más afectarán a nuestro sistema voluntario, lo que requerirá mucho más esfuerzo.

8

Orientación hacia el objetivo

El placer en el trabajo
da perfección a la obra.

ARISTÓTELES

CONSEGUIR EL FIN

Lo que Alexander llamó "conseguir el fin" se llama hoy "orientación hacia el objetivo". Es el enfoque básico del sistema educativo actual, y los hábitos que aprendemos en el colegio afectan al resto de nuestra vida.

> Proporcione al niño un control consciente y le dará desenvoltura, el punto de partida básico de la educación. Sin esa soltura, que no es lo que buscan ni los antiguos ni los nuevos métodos educativos, el entorno del niño le asfixiará y deformará.
>
> **FREDERICK MATTHIAS ALEXANDER**

El enfoque "conseguir el fin" parece impregnar cada esfera vital. Como especie, tratamos de que nuestra vida sea cómoda y agradable; es lo natural. Pero también es natural analizar las consecuencias de nuestras acciones mientras intentamos alcanzar el fin deseado. En otras palabras, tenemos que observar cómo logramos ese objetivo. Alexander llamó a esto "el medio por el cual". Si no lo conseguimos, surgen los problemas.

Piense por un momento en la contaminación que generamos en un solo día. Recuerdo un programa sobre medio ambiente de la televisión británica de 1971 llamado *Due to lack of interest tomorrow has been cancelled* que advertía ya sobre los problemas medioambientales. Desde entonces, hemos recibido mucha información sobre el calentamiento global y el efecto que la contaminación tiene sobre el planeta y aun así seguimos cometiendo los mismos errores una y otra vez, aunque conozcamos tan bien los resultados de nuestras acciones. El efecto invernadero, que amenaza a todas las especies, incluida la nuestra, es un claro ejemplo de lo que significa "conseguir el fin" globalmente.

Alexander escribió en su último libro:

> El hombre lo sabe todo sobre los medios por los cuales puede mantener la máquina inanimada en orden y considera que es su deber hacer un uso correcto de ella, pero no sabe nada o sabe muy poco sobre los medios para mantener en orden a la máquina humana animada: a sí mismo. La mayoría de la gente no ha despertado a la gran y creciente necesidad de dicho "medio por el cual" y por eso no se ha dado cuenta aún de que es crucial para el arte de vivir de forma sana, feliz y en armonía con los demás.

¿No es extraño que el hombre sea tan competente en el funcionamiento de las máquinas y la naturaleza, y sepa tan poco sobre la mecánica de su propio cuerpo?

EL MEDIO POR EL CUAL

Resulta necesario tener objetivos en la vida y alcanzarlos; es humano. Es lo que hacemos en el proceso lo que tenemos que examinar. La forma en la que realizamos nuestras actividades diarias es un reflejo de lo que le hacemos a nuestro planeta. Después de todo, si no nos respetamos a nosotros mismos, ¿cómo vamos a respetar el mundo en el que vivimos? Prestar atención a los medios por los cuales logramos cualquier fin es un ejemplo de lo que supone pararse por un momento y pensar sobre las cosas hasta su conclusión natural.

Tratar de conseguir un fin sin pensar en la mejor manera de hacerlo puede convertirse en un hábito, el de vivir mirando al futuro en vez de al presente. Alcanzar un objetivo teniendo en cuenta cada paso del camino de forma consciente nos anima a permanecer en el ahora y, como resultado, será más probable que obtengamos el fin que buscábamos. Prestar atención a los "medios por los cuales" no significa ser demasiado cuidadoso, lento o prudente; significa aplicar el sentido común a la situación.

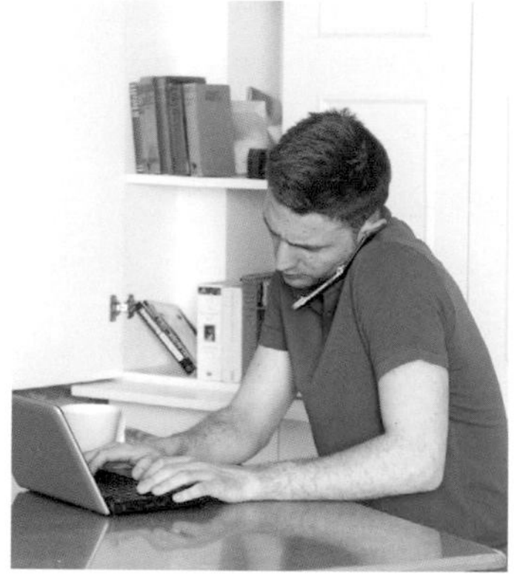

↑ Durante nuestros ajetreados días, solemos olvidarnos totalmente de nosotros mismos.

INTENTARLO CON DEMASIADO EMPEÑO

Cuando analizamos con detalle la manera en que realizamos acciones, el viejo dicho inglés "Si no lo consigues al principio, inténtalo, e inténtalo otra vez" se convierte en "Si no lo consigues al principio, no lo intentes de nuevo... al menos no de la misma manera".

Tratar de reincidir en la acción supone una tensión excesiva e innecesaria. Solo cuando Alexander dejó de intentarlo con tanto empeño fue capaz de alcanzar el fin que anhelaba desde hacía años: dejar de echar la cabeza hacia atrás cuando hablaba.

Cuando practico este ejercicio en mis clases, es sorprendente cuánta gente no puede pensar en más de tres o cuatro maneras de lograr su objetivo. Si usted tiene el mismo problema, puede recurrir a correr, caminar, gatear, saltar, brincar, ir de puntillas y pisar fuerte.

Si escoge caminar, por ejemplo, hay varias maneras de hacerlo: rápido, medio, lento (con muchas variaciones), recto, dibujando un arco, en zigzag, hacia adelante, hacia atrás, de lado, mientras se inclina a un lado, mientras se inclina hacia atrás, mientras se inclina hacia adelante, mientras gira de lado a lado.

Por supuesto puede combinar algunos de los modos anteriores; por ejemplo, puede ir de puntillas hacia un lado lentamente, pero en línea recta, mientras se inclina ligeramente hacia adelante. Existen muchísimas combinaciones posibles.

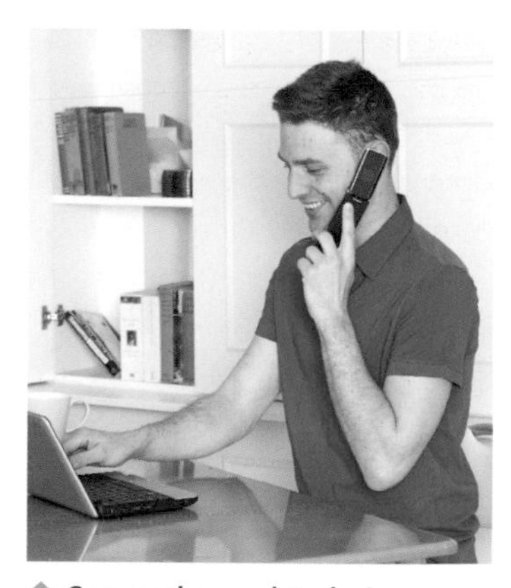

↑ Sea cual sea el trabajo que hagamos, es importante tener en cuenta cómo usamos nuestros cuerpos.

Ejercicio

COMPRENDER EL "CONSEGUIR UN FIN"

Este sencillo procedimiento le ayudará a comprender qué se entiende por "conseguir un fin" y ser más consciente durante la ejecución de la actividad.

1. Busque una zona amplia como una habitación grande o, mejor aún, un jardín.
2. Vaya a un punto de la habitación o jardín y elija un objeto del otro extremo. Después, sin pensarlo, vaya y toque dicho objeto.
3. Repita el mismo procedimiento, solo que esta vez, antes de ir hacia el objeto, decida cómo va a alcanzarlo.
4. Repita este proceso varias veces, eligiendo una manera diferente cada vez.

La primera forma sería la habitual, sin aplicar medios conscientes; pero las demás maneras, de las que existen miles de variaciones, fueron realizadas mediante un "medio por el cual" consciente.

Otro ejercicio consiste en pensar en una manera totalmente diferente de moverse no mencionada antes. Si quiere ver a un experto en cambiar movimientos, simplemente observe a un niño pequeño y le sorprenderá lo rápido que modifica su estilo al moverse: un momento está caminando, al otro está corriendo...

Retomemos el ejemplo de caminar: piense en cuántas formas de caminar diferentes puede llegar desde "A" a "B". Disfrute de los miles de modos posibles con los que puede desplazarse su cuerpo. Al principio puede que se quede sin ideas rápidamente, pero a medida que gane experiencia, se le ocurrirán cada vez más formas.

Nuestro problema es que, para ser más conscientes, tenemos que comenzar a vivir de una manera nueva. Deben aplicarse los principios de inhibición y dirección, en lugar del peligroso comportamiento para conseguir un fin que se ha convertido en habitual. Como en cualquier otro caso, no se puede acelerar el proceso y debemos contentarnos con un progreso estable. Es fácil sentir ansiedad por saber si estamos en el camino adecuado, aunque lo que percibamos como correcto a menudo esté mal. No obstante, con paciencia continuará mejorando mientras aprende a prestar atención a los medios por los cuales realiza sus actividades diarias.

9

La fuerza del hábito

Podemos eliminar el hábito
de toda una vida en unos
pocos minutos si aprendemos
a usar nuestro cerebro.

FREDERICK MATTHIAS ALEXANDER

Cuando estamos despiertos, nuestros sentidos recogen información del mundo exterior y la envían a nuestro cerebro para que podamos hacer elecciones conscientes. Y aun así, ¿somos plenamente conscientes de todo lo que pasa a nuestro alrededor? Tendemos a pensar en lo que ocurrió en el pasado o qué puede suceder en el futuro. Pocos de nosotros vivimos en el presente. Esto se debe a que desde niños se nos anima a pensar en el mañana.

Al meditar sobre el pasado o el futuro no podemos prestar atención al ahora, pensar en la actividad que estamos realizando. No podemos tomar decisiones conscientes y, por tanto, tenemos que volver a nuestro comportamiento habitual y automático. Para practicar la Técnica Alexander de forma eficaz tenemos que estar en el presente, aquí y ahora. Esto nos permite hacer elecciones deliberadas en nuestra vida diaria, lo cual se traducirá en un aumento de nuestra consciencia que hará que nuestros sentidos se agudicen.

Si el ejercicio de la página siguiente se realiza correctamente debería ver, oír, oler, tocar y saborear las cosas de manera más precisa. Tendemos a perdernos muchas cosas porque hemos cultivado el hábito de prestar poca atención a lo que hacemos en el momento. Esto nos perjudica física, mental, emocional y espiritualmente.

¿Ha ido alguna vez de camino a una tienda y ha pasado de largo porque estaba pensando en otra cosa? ¿Se ha pasado su calle mientras conducía y se ha dado cuenta un rato más tarde? Estoy seguro de que sí, puesto que nos pasa a todos. Alexander llamó a esto "el hábito de la mente distraída".

Un viejo amigo y profesor dijo una vez: "El regalo del Creador al hombre es la capacidad de pensar; luego, los propios pensamientos del hombre son regalos a sí mismo". Siempre podemos elegir lo que pensamos, pero a menudo dejamos que nuestros pensamientos vayan por libre y cuando tratamos de ejercer algún control, nos resulta casi imposible. Encontrarse de verdad en el presente sin estar distraído lleva práctica, pero le aseguro que la constancia le reportará grandes recompensas.

HÁBITOS

La definición del diccionario de la palabra "hábito" es "modo especial de proceder o conducirse adquirido por repetición de actos iguales o semejantes, u originado por tendencias instintivas".

Ejercicio

PRESTAR ATENCIÓN AL PRESENTE

1. Dé un paseo por el campo o por un parque cercano.
2. Sea consciente de su sentido de la vista. Mire alrededor durante unos minutos y observe qué puede ver: los árboles, las nubes, la hierba, etc.
3. Anote su experiencia.
4. Después tome conciencia de su sentido del oído: ¿qué puede oír? Quizá el viento en los árboles, a lo mejor la risa o el llanto de un niño, o los pájaros piando.
5. Anote de nuevo sus experiencias.
6. Ahora concéntrese en su sentido del olfato: ¿qué puede oler?
7. Y ahora sienta… sienta el viento en su pelo, la brisa en su cara, incluso el aire entrando y saliendo de sus pulmones y su corazón latiendo en su pecho.
8. Por último, preste atención a sus sentidos cinestésicos. Estos sentidos "interiores" le dirán dónde está en el espacio. Sin reaccionar a la información que está percibiendo, pregúntese a sí mismo cómo se siente cuando se mueve. ¿Siente que está recto, inclinado hacia adelante o hacia atrás? ¿Percibe si se inclina a la izquierda o la derecha? Aunque sin un espejo no pueda saber con certeza si lo que siente es correcto, ser más consciente de este sentido resulta útil.
9. Cuando llegue a casa, vaya a la cocina, prepárese algo para comer y centre su atención en su sentido del gusto: la textura de la comida, los sabores, etc.
10. Tómese algún tiempo para ver si es más consciente de lo habitual.

Hay dos tipos de hábitos: el consciente y el inconsciente. Algunos son completamente inofensivos, otros pueden ser beneficiosos, pero, en general, los hábitos tienden a ser perjudiciales para la naturaleza de una persona y su espontaneidad. Si uno es consciente de sus hábitos, será capaz de modificarlos cuando quiera.

Todos tenemos alguno, si no todos, de los hábitos mencionados y, para lograr cambiarnos a nosotros mismos como

Hábitos conscientes e inconscientes

HÁBITOS CONSCIENTES

Estos son hábitos de los que somos conscientes, como:

- Sentarse siempre en la misma silla.
- Comer a la misma hora cada día.
- Fumar.
- Beber.
- Limpiarse los dientes después de cada comida.
- Morderse las uñas.
- Moverse nerviosamente.
- No poner el tapón a la pasta de dientes.

HÁBITOS INCONSCIENTES

Los hábitos de uso a los que Alexander se refería constantemente incluyen:

- Endurecer los músculos del cuello.
- Echar las rodillas hacia atrás.
- Arquear la espalda excesivamente.
- Agarrar el suelo con los dedos de los pies.
- Empujar la cadera hacia adelante.
- Encoger los hombros.
- Echar la cabeza hacia atrás.
- Mantener la caja torácica rígida.

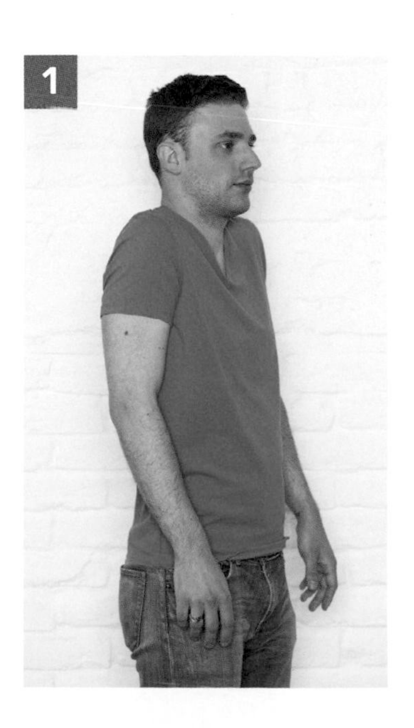

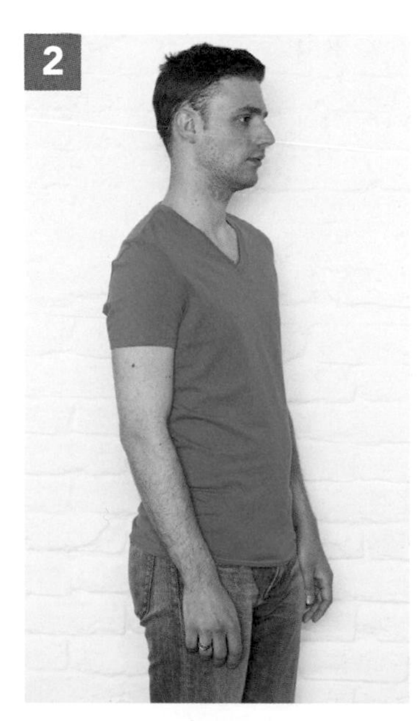

1. Aunque resulta difícil de creer, mucha gente tiende a encoger sus hombros y no es consciente de que lo hace.
2. Si somos un poco conscientes, podemos liberarnos de este hábito fácilmente.

deseamos, debemos tomar conciencia de lo inconsciente. Es imposible cambiar un hábito mientras esté por debajo de nuestro nivel de consciencia. Es crucial reconocer las implicaciones de los hábitos a largo plazo en nuestra salud y felicidad.

En su libro *Body awareness in action,* el profesor Frank Pierce Jones escribe:

> Los hábitos no son un "paquete deshecho" de actos aislados. Interactúan entre ellos y juntos conforman un todo integrado.

Se manifieste o no un hábito, siempre está operativo e influye en el carácter y la personalidad. Un hombre puede delatarse por una mirada o un gesto. Un hábito no puede cambiarse sin un control inteligente de un medio o mecanismo apropiado. Pensar que sí se puede es creer en la magia. La gente todavía piensa, sin embargo, que aprobando leyes o "deseándolo con fuerza" puede cambiar la conducta humana y lograr el resultado deseado. Supersticiones.

La siguiente es una cita del filósofo John Dewey:

> La oposición real no es la de la razón y el hábito, sino la de la rutina o el hábito no inteligente y el hábito inteligente o el arte. Los viejos hábitos tienen que modificarse sin importar lo buenos que hayan sido. Es la inteligencia la que debe determinar dónde tienen que producirse los cambios.

¿Cómo está sentado?

Los hábitos surgen a menudo cuando no somos conscientes de las cosas de nuestro alrededor. Trate de ser consciente de cómo está sentado. Vea si puede percibir si repite las mismas posiciones una y otra vez. Formúlese las siguientes preguntas:

- ¿Tiene la pierna izquierda cruzada sobre la pierna derecha o tiende a cruzar la derecha sobre la izquierda?
- ¿Cómo están colocados sus pies?
- ¿Qué está haciendo con sus brazos y sus manos?
- ¿Tiene los brazos doblados o las manos apretadas?
- ¿Está sentado con la cabeza ladeada?

Incluso formularse a sí mismo estas preguntas puede ayudarle a ser más consciente de ciertos hábitos. Para tomar más conciencia de estos pruebe el siguiente ejercicio:

Ejercicios

¿CUÁL ES SU HÁBITO?

1. Levántese con su peso repartido uniformemente sobre ambos pies.
2. Ahora lleve el peso a la pierna derecha de modo que se hunda sobre su cadera derecha, y asegúrese de que el pie izquierdo sigue todavía en el suelo.
3. Invierta el procedimiento hundiéndose sobre su cadera izquierda.
4. La posición que le resulte más cómoda es la que tiene por hábito.

BRAZOS DOBLADOS

1. Pida a un amigo que doble sus brazos; probablemente lo haga sin pensar.
2. Note qué brazo está delante del otro.
3. Pídale que doble sus brazos al contrario (es decir, el brazo de delante pasará a ser el brazo de detrás).
4. Nueve de cada diez personas encuentran esto bastante difícil; compruebe que realmente su amigo ha doblado sus brazos al contrario.

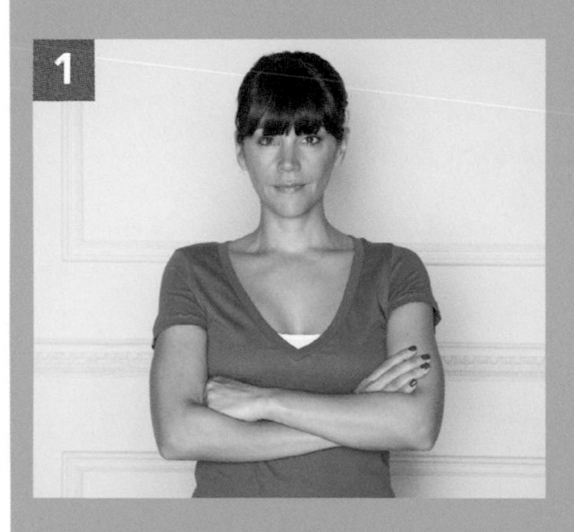

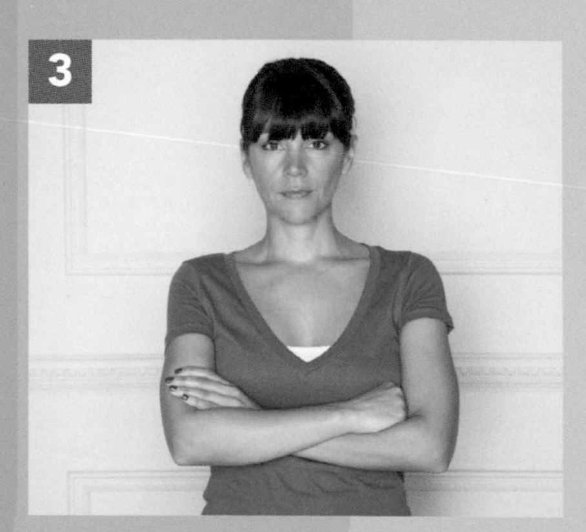

EXPRIMIR UN LIMÓN

Trate de exprimir un limón o una naranja con la mano que menos usa (por lo general la izquierda, ya que una gran mayoría de la gente es diestra).

EL PODER DEL HÁBITO

Esta es una interesante historia real sobre el poder del hábito que sucedió en EE.UU. hace algunos años.

Un policía estaba esperando cerca de un semáforo a las cuatro de la mañana cuando un coche pasó por la otra calle del cruce. El policía miró hacia arriba, vio la luz roja y pensó que el coche se había saltado el semáforo, lo que desde luego no había hecho. Salió detrás del coche con la sirena y lo detuvo. El conductor preguntó: "¿Qué he hecho mal?". El agente, al percatarse de que había cometido un error replicó: "Se saltó un semáforo en verde". Como el conductor tenía el hábito de estar a la defensiva ante figuras autoritarias respondió: "No, qué va. Estoy convencido de que estaba en rojo".

Nuestros hábitos físicos provienen siempre de nuestra rígida forma de pensar, que a menudo se debe a ideas preconcebidas y suposiciones infundadas. Cuando cambiamos nuestros patrones de movimiento, también modificamos nuestra forma de pensar. Cuando comprendemos y aplicamos estos principios somos capaces de erradicar numerosas costumbres dañinas.

ELECCIONES

Hay un viejo dicho inglés: "Cuando las cosas vayan mal, no vaya con ellas". Sin embargo, en determinados momentos tenemos que hacer una elección consciente. La libertad para elegir nos lleva a la libertad espiritual inherente a cada uno de nosotros. Esta libertad es vital para recuperar la dignidad e integridad que lleva al hombre a reclamar el lugar que le corresponde como "cumbre de la Creación".

Una de las principales enseñanzas de Alexander fue que, tras una primera elección, hay que seguir dispuesto a volver a elegir.

Elección es: el poder de tomar una decisión basada en la razón y la discriminación en vez de en nuestro miedo o hábito.

Recuerdo ver una foto de una fila de lemmings esperando para saltar por un acantilado con la leyenda: "¡2.000 lemmings no pueden estar equivocados!". Una vez, volvía a casa y había atasco, giré a la izquierda y el coche de detrás debió pensar que conocía un atajo. Otros ocho coches supusieron lo mismo. Puede imaginarse su sorpresa cuando aparqué al final de un callejón sin salida. La historia es divertida pero demuestra que mucha gente sigue a los demás en lugar de pensar por sí mismos. En una encuesta tras la Segunda Guerra Mundial se preguntaba: "¿Por qué fue usted a la guerra?". Casi todos dijeron: "Porque todos los demás iban, yo no quería".

Ejercicio

EL SECRETO DE LA LIBRE ELECCIÓN

Este ejercicio demuestra qué es la Técnica Alexander en pocas palabras, sin embargo, es más beneficioso si se realiza después de unas lecciones.

1. Cualquier acción le serviría, pero para comprender mejor el ejercicio intente levantar un brazo de frente hasta que esté nivelado con el hombro.
2. Inhiba cualquier respuesta inmediata al levantamiento del brazo.
3. Ordénese lo siguiente: piense que su cuello se libera para que su cabeza vaya hacia adelante y hacia arriba alargando y ensanchando su espalda.
4. Continúe proyectándose en esa dirección hasta que crea que la domina para lograr levantar el brazo sin tensar los músculos del cuello.
5. Mientras continúa pensando en su dirección, pare y reconsidere conscientemente su decisión inicial. Pregúntese a sí mismo si después de todo seguirá realizando la acción de levantar el brazo o no, o hará otra cosa como levantar la pierna, por ejemplo.
6. De vez en cuando, tome una nueva decisión. Por ejemplo:
   - **a** No proseguir para lograr el "fin" original, en cuyo paso continuará ordenándose las direcciones que se recogen en el punto 3.
   - **b** Decidir hacer algo completamente diferente (como levantar una pierna en vez del brazo), en cuyo caso continuará ordenándose una dirección mientras realiza esa última decisión y levanta realmente esa pierna.
   - **c** Seguir y elevar el brazo, en cuyo caso continuará proyectando su dirección para mantener su "uso" y realizar después la acción de levantar el brazo.

Este ejercicio puede parecer una manera larga de realizar una acción sencilla, pero aquí radica el secreto de la *libre elección*. Si se practica se puede realizar muy rápido.

En las tres elecciones que se hicieron la clave fue:

Deténgase
Tome una decisión
Pero siga dándose direcciones en todo momento.

Recuerde: si hace lo de siempre… conseguirá lo de siempre.

10

Unidad de cuerpo, mente y emociones

Todo se traduce,
ya sea físico, mental
o espiritual, en
tensión muscular.

FREDERICK MATTHIAS ALEXANDER

Muchos filósofos de la Antigüedad se percataron de que la mente, el cuerpo y las emociones estaban interconectadas. Hipócrates, el padre de la medicina moderna, llegó a la conclusión hace 2.500 años de que la salud de los seres humanos estaba directamente relacionada con su entorno natural; era un fiel creyente de que la curación del cuerpo no podía separarse de la salud de la mente y las emociones. Afirmó que, bajo condiciones mentales y emocionales normales, el cuerpo tenía la capacidad natural de curarse a sí mismo. De forma similar, Platón estaba convencido de que "no se debería intentar sanar las partes sin tratar el todo", mientras que Sócrates declaró: "Hacer es ser".

Sin embargo, en la época de Alexander, gran parte de este antiguo saber casi se había olvidado. La mente, el cuerpo y las emociones se trataban a menudo como entidades muy diferentes. Los hospitales mentales eran muy distintos a los que trataban dolencias físicas y, hasta cierto punto, todavía lo son. Incluso con nuestros increíbles avances en medicina, aún se dan casos en los que la zona física de dolor se somete a tratamiento sin considerar el cuerpo como un todo y sin tener en cuenta el estado mental o emocional del paciente. Así que Alexander tuvo que redescubrir algunas leyes antiguas y básicas.

REDESCUBRIR LEYES BÁSICAS

Mientras se observaba a sí mismo, Alexander se dio cuenta de que cada parte de su cuerpo estaba interconectada con todas las demás. Notó que, cuando dejaba de echar su cabeza hacia atrás, los dedos de sus pies se relajaban en el suelo. Esto demostraba que todo lo que hay entre cabeza y pies se ve afectado; aun así, muchas de las terapias que se practican hoy día siguen sin tener en cuenta este principio básico.

Si alguien tiene un problema con su espalda, solo se examina y trata esa parte, aunque el dolor se remita a otras partes del cuerpo. Según mi experiencia como profesor de Alexander, muchos problemas de espalda, cadera, rodilla y tobillo están provocados directamente por la retracción de la cabeza contra la columna, y hay gente que tiene problemas en el cuello y en los hombros por la forma en que se coloca cuando está de pie.

Lo siguiente que descubrió Alexander fue que, cuando era capaz de liberar la tensión del cuello, la raíz de sus problemas de voz y respiratorios que le habían afectado toda su vida

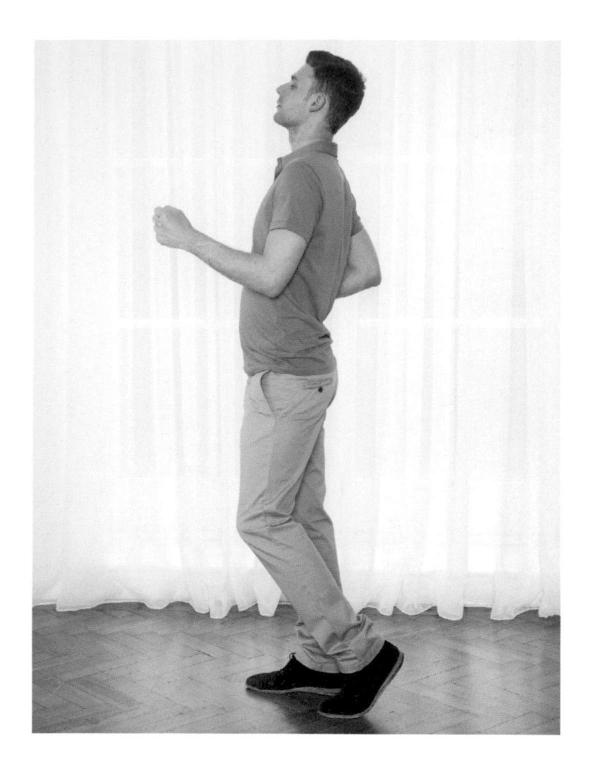

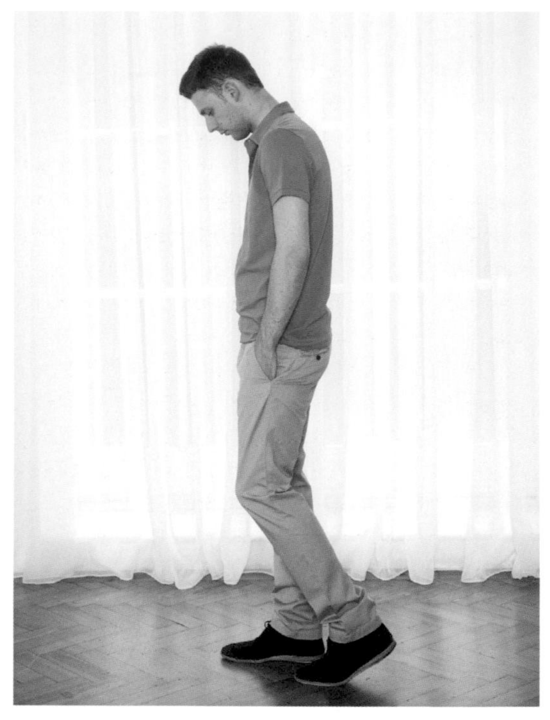

↑ **Distintos estados de ánimo nos hacen movernos de forma diferente.**

desaparecían. A través de su experiencia consigo mismo y con otros, Alexander se convenció de que cuerpo, mente y emociones no solo se influenciaban entre sí, sino que eran inseparables. Sencillamente eran diferentes aspectos de la misma entidad.

Este principio básico y simple significa que si cambiamos una cosa, las cambiamos todas. Es fácil observar este principio a nuestro alrededor. Por ejemplo, la postura de un futbolista cuando sale del campo tras haber perdido un partido es totalmente diferente de la que tendría si hubiese ganado. La gente que espera el autobús para ir a trabajar tiene una postura diferente de la gente que espera en el aeropuerto para irse de vacaciones. Cuando enseñaba a conducir, sabía inmediatamente si mis alumnos habían aprobado o suspendido el examen por la forma en que bajaban del coche.

Lo que pensamos y sentimos afectará directamente a nuestra forma de sentarnos y movernos. De forma similar, si somos más conscientes del modo en que realizamos las cosas (incluso barrer o fregar) y prestamos atención a lo que hacemos en cada acción tomaremos conciencia, lo cual nos hará ser más felices.

HÁBITOS FÍSICOS, MENTALES Y EMOCIONALES

Como todo el fundamento de la Técnica Alexander recae en el principio de que es imposible separar los procesos físicos, mentales y emocionales en cualquier actividad humana, se infiere que cualquier hábito físico que adoptemos durante el curso de nuestras vidas estará presente invariablemente en nuestra mente y emociones. Si siendo más conscientes somos capaces de cambiar la manera de realizar nuestras actividades físicas, se puede inferir que nuestra actitud mental ante la vida y cómo nos sentimos emocionalmente también cambiará.

Se puede deducir además que los sentimientos de infelicidad o insatisfacción deben afectar directamente a la forma en que utilizamos nuestro cuerpo físico y por eso Alexander siempre se refería al "uso de uno mismo" y no al "uso del cuerpo". Al aplicar los principios de la técnica (inhibición y dirección) podemos modificar la forma en que pensamos y sentimos.

Alexander dedica un capítulo entero de su libro *Constructive conscious control of the individual* a la felicidad, sobre la que dice:

> Tengo que tratar de demostrar que la ausencia de felicidad real que observamos en la mayoría de los adultos de hoy día se debe al hecho de que están experimentando, sin mejorar, un uso continuo que deteriora su ser psicofísico. Esto se asocia a aquellos defectos, imperfecciones, rasgos indeseables del carácter, disposición, temperamento, etc., características de la gente cuya coordinación no es perfecta y lucha en la vida acuciada por ciertos desajustes del organismo psicofísico, que realmente generan estados de irritabilidad y presión durante las horas de sueño y vigilia. Mientras esos desajustes sigan presentes, el malestar se incrementará día tras día y semana tras semana, y albergará ese estado psicofísico que llamamos "infelicidad". No es de extrañar que bajo estas condiciones la persona implicada se irrite y entristezca cada vez más. La irritación no es compatible con la felicidad, y aun así las criaturas humanas tienen que utilizar su irritado organismo en todas las actividades psicofísicas requeridas por el modo de vida civilizado. Es evidente que todos los esfuerzos realizados por los humanos cuyo organismo ya está irritado hacen que la criatura esté aún más irritada, y por tanto, según pasa el tiempo, sus posibilidades de ser felices disminuyen. Además, sus experiencias con la felicidad se harán cada vez más cortas,

> hasta que por último se vean forzados a refugiarse en la infelicidad, un estado psicofísico tan pervertido como el de la mala salud que la gente alcanza cuando experimenta una forma pervertida de satisfacción al sufrir dolor.

El estado psicofísico de una persona aquejada de irritabilidad y presión es tal que todos sus esfuerzos en cualquier dirección serán más o menos fallidos comparados con el esfuerzo de aquellos que no se ven tan afectados, y probablemente no haya estímulo que irrite más a una persona que no lograr algo (ya sea comparativa o totalmente), no hay nada que tenga un peor efecto en nuestras emociones, autoestima, felicidad o confianza, en realidad, en nuestro temperamento y carácter en general.

Al modificar la manera de realizar las acciones diarias, podemos influir directamente en nuestra forma de pensar y sentir. Si nos tomamos un tiempo al realizar las tareas de manera consciente, podemos descubrir que disfrutamos de la forma en que las hacemos. Seremos más felices de forma natural y nuestra mente se calmará.

En resumen, la manera habitual de ser que nos han animado a adoptar a muchos de nosotros en la niñez afectará a nuestro bienestar físico y mental. Esto, a su vez, influirá en nuestro funcionamiento de forma perjudicial y provocará frustración, ira y falta de confianza o un estado de infelicidad general. Después, estos estados emocionales comenzarán a convertirse en hábitos (ver el diagrama de la página siguiente).

Nadie nace sintiéndose enojado o frustrado, ni empieza su vida sin confianza ni autoestima. Adquirimos estos sentimientos a lo largo de nuestras vidas, no son inherentes a nuestra mente o emociones.

LAS EXPERIENCIAS AFECTAN A NUESTROS MÚSCULOS

Todas las experiencias emocionales o mentales, ya sean negativas o positivas, afectan a nuestros músculos. Si estas experiencias son estresantes y lo suficientemente frecuentes, los músculos empezarán a encontrarse en un estado de tensión que al final se fijará en el cuerpo. Un buen ejemplo de esto es alguien que sufre depresiones. Aunque es una enfermedad mental, se puede observar la depresión física en la postura. La palabra "depresión" describe en realidad una forma física; después de todo, se puede deprimir una caja de cartón. Así que la depresión es la forma del

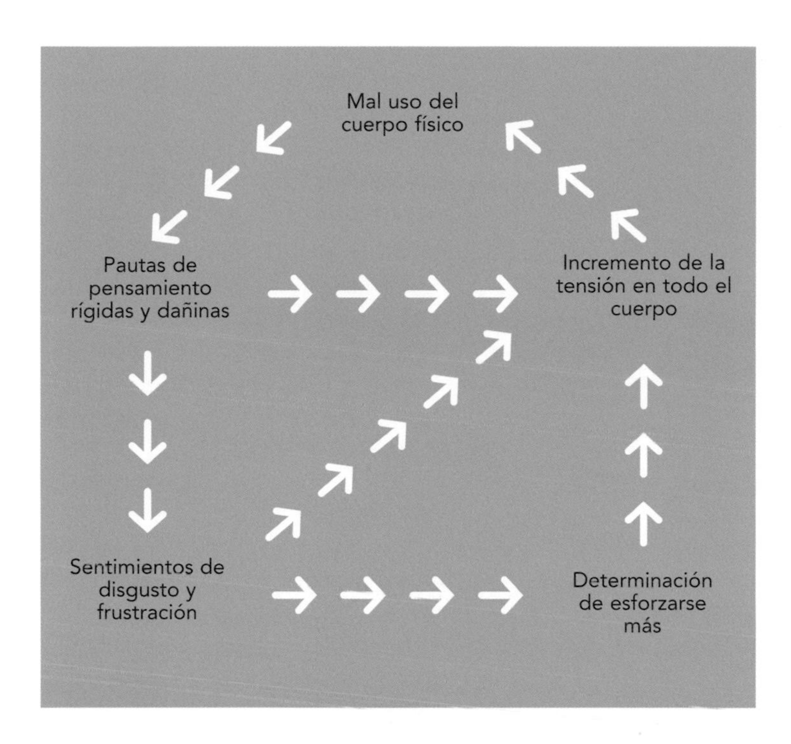

El ciclo perpetuo de falta de armonía mental, física y emocional.

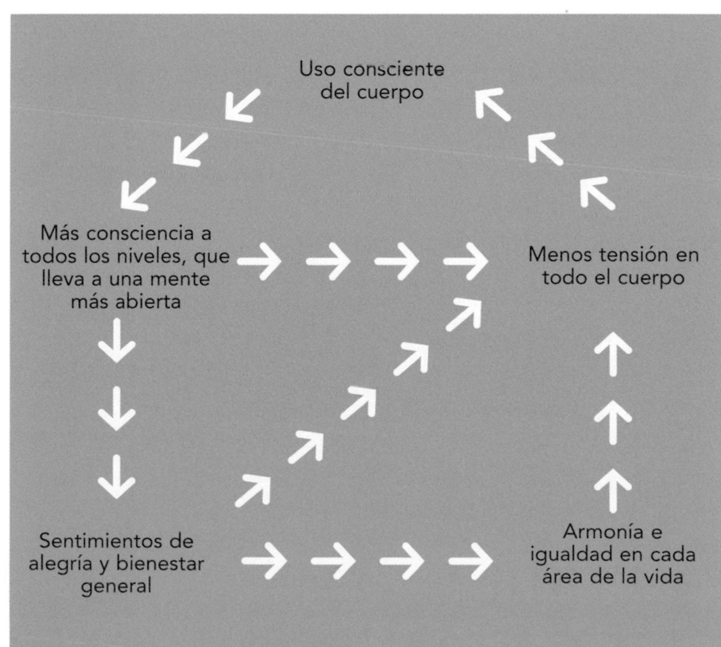

El ciclo perpetuo de armonía y bienestar mental, físico y emocional.

cuerpo y el estado mental. Al liberar tensión muscular a través de la aplicación de la Técnica Alexander, no solo cambiará la forma de una persona, también su perspectiva ante la vida.

Alexander dijo una vez que todo se traduce, ya sea físico, mental o espiritual, en tensión muscular. Liberarla puede hacer que emociones enterradas salgan a la superficie, pero no se preocupe porque esto es bastante normal y pasará pronto. Es mucho mejor, en mi opinión, que esas tensiones inconscientes se liberen en vez de que se fijen en el cuerpo y hagan que nos comportemos de manera perjudicial tanto hacia nosotros como hacia los demás. En ocasiones, cuando aconseja a un cliente, un psicoterapeuta puede progresar algo para quedarse estancado al poco tiempo. Esto puede deberse a que, aunque el cliente trata sus problemas emocionales, no cuida del estado de su cuerpo al mismo tiempo. A menos que se libere

Ejercicio

CAMBIAR SU MANERA DE PENSAR

1 Túmbese en el suelo con los ojos cerrados.

2 Imagínese que está en una situación estresante, como llegar tarde al trabajo o perderse en un país extraño con gente poco amistosa alrededor.

3 Después de unos minutos, vea si puede sentir un cambio en la tensión muscular.

4 Tome conciencia de su respiración y su pulso.

Ahora repita este ejercicio variándolo ligeramente:

1 De nuevo, túmbese en el suelo con los ojos cerrados.

2 Esta vez, piense que está relajándose en una playa o en el jardín un bonito día de verano. Imagínese que se siente feliz y todo parece perfecto.

3 Tras unos minutos vea si puede sentir alguna diferencia en la tensión muscular.

4 ¿Han cambiado su respiración y su pulso?

Recuerde, solo ha cambiado su pensamiento, pero probablemente haya afectado a su estado físico y emocional.

La historia de Patrick

Patrick Stanton
Edad: 35 | Profesión: constructor

Patrick se cayó de una escalera hace casi dos años y estuvo de baja la mayor parte de ese tiempo. Aunque la herida inicial se curó en breve, la rodilla izquierda siguió molestándole.

"Me dolía constantemente desde el accidente, durante casi dos años hasta que descubrí la Técnica Alexander. Me he encerrado en mí mismo y a veces me he sentido muy deprimido, lo que, obviamente, ha tenido repercusiones en mi familia. Me apoyaron mucho, pero después de un tiempo la tensión comenzó a acumularse y las discusiones eran cada vez más acaloradas. No podía volver a trabajar, aunque lo intenté varias veces, y hacer vida social no me divertía. El dolor y el tormento empezaban a arrebatarme la vida.

Tras mi cuarta o quinta lección fui capaz de ver que era yo mismo el que me provocaba el malestar. Tenía la costumbre de tensar la pierna izquierda, lo que probablemente hice desde un primer momento tras el accidente. Al principio no podía creer que el problema fuese tan simple; de hecho, salí de esa clase sin ningún dolor por primera vez en 20 meses. El dolor volvió al día siguiente, pero esa experiencia me dio esperanza, así que continué con las lecciones y ahora ya no sufro dolores al menos el 95% del tiempo. Durante el proceso, no obstante, he aprendido más sobre mí mismo, de lo que habría hecho de otra manera. Estoy muy agradecido a la técnica y a mi profesor por su paciencia."

tensión muscular cuando se tratan los problemas mentales y emocionales, el progreso será casi siempre limitado. Una combinación de psicoterapia y Técnica Alexander pueden funcionar muy bien.

Sin embargo, es importante que la persona libere la tensión por sí misma y aprenda maneras de evitar la tensión en el futuro, de lo contrario el cambio durará poco. Es crucial que sea la misma persona la que pueda modificar su vida.

A menudo sucede que alguien se acerca a mí para que le dé lecciones de Alexander porque tiene algún trastorno físico, como problemas en la espalda o en el cuello, y suelen decir que se sienten más calmados y más felices gracias a las clases. Otros dicen que duermen mejor y las discusiones en su hogar han disminuido, mientras que otros están sorprendidos porque su confianza y autoestima han aumentado. Con la Técnica Alexander no tiene que retroceder en el tiempo para comprender sus traumas pasados. Liberar la tensión en el presente le ayudará a mejorar muchos aspectos de su vida.

3

Cómo ayudarse a sí mismo

11

Consciencia y observación

No vemos las cosas como son,
las vemos como somos.

ANAÏS NIN, *EL DIARIO DE ANAÏS NIN*

Es importante recalcar que este libro no sustituye a las lecciones de la Técnica Alexander. Tal como he comentado antes, un libro sobre "cómo aprender a conducir solo" no evitaría tener que ir a la autoescuela. El libro debe usarse como una guía útil antes de, o junto con, las lecciones reales de la técnica (ver páginas 148-153).

La principal razón es que es más fácil para una persona objetiva y con experiencia en este campo ver con claridad si su alumno "se está usando incorrectamente". Recuerde, a Alexander le llevó mucho tiempo descubrir lo que provocaba que perdiese la voz. La mayoría de nosotros no tenemos el tiempo ni la paciencia para lograr lo que él hizo, o no nos es necesario. Él nos dejó suficiente información para que el proceso de autodescubrimiento sea más sencillo, pero también es recomendable contar con una guía, ya que en el camino puede haber muchos escollos y obstáculos.

Merece la pena reiterar que no aprendemos nada nuevo; se trata en realidad de un proceso de desaprendizaje. Una vez que dejamos de hacer lo que causa el problema, lo "correcto" ocupará su lugar automáticamente.

OBSERVACIÓN

Observarnos a nosotros mismos y a los demás es el primer paso para tomar conciencia de cuánto usamos nuestro cuerpo de manera incorrecta incluso en las actividades más simples. Es más fácil verlo primero en los demás, sencillamente porque somos más objetivos. Cuando observe a otra persona, trate de estudiarla en su totalidad en vez de por partes específicas y pregúntese a sí mismo:

Esta persona

- ¿Se sienta derecha?
- ¿Se inclina hacia adelante?
- ¿Se inclina hacia atrás?

¿Si se inclina hacia adelante y hacia atrás, desde dónde se dobla?

- ¿Desde los tobillos?
- ¿Desde las caderas?
- ¿Desde la parte superior de la espalda o los hombros?

Una vista lateral puede ser la mejor manera de ver con claridad cuándo nuestra forma es asimétrica o está deformada. En ocasiones notará dos o más tendencias diferentes con fuerzas opuestas: por ejemplo, alguien puede estar inclinándose desde su cintura mientras su cabeza y hombros se echan hacia adelante desde la parte superior del pecho (como en la imagen de la derecha). También resulta interesante ver las diferentes posturas que la gente adopta mientras está sentada. Si es posible, observe las diferentes formas que adopta la gente a medida que las presiones internas y externas de la vida pasan factura.

Cuando comience a ser consciente de la falta de elegancia en la gente que está observando, empiece a analizarse y pregúntese si está haciendo lo mismo. Es crucial ser objetivo ¡y mantener el sentido del humor! Alexander solía decir: "Este trabajo es demasiado serio para tomárselo en serio".

Si ve algo en sí mismo que cree que podría mejorar, es importante no tratar de corregirlo inmediatamente. Cualquier cosa

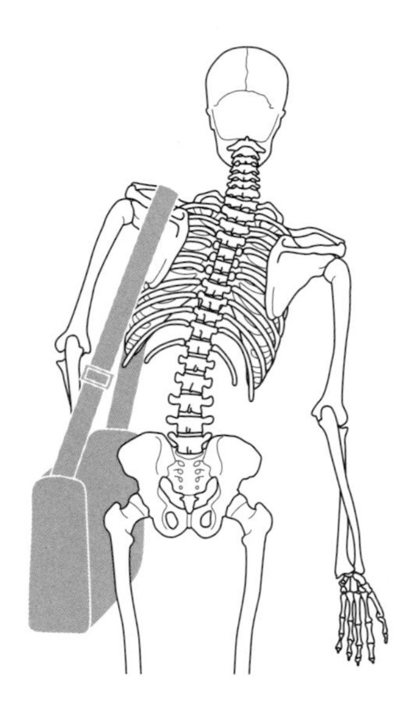

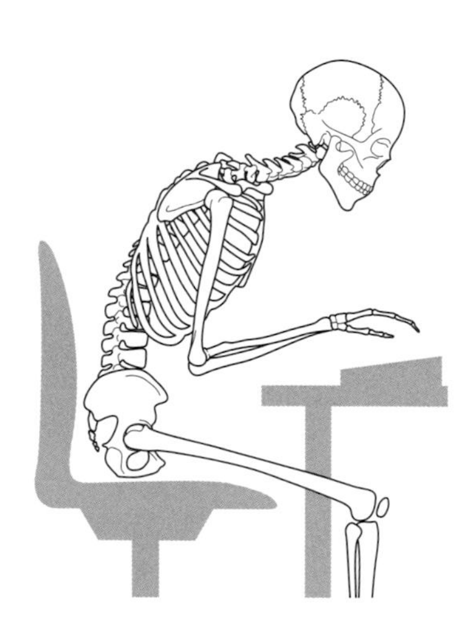

↑ Una postura desequilibrada puede tensar totalmente su sistema esquelético, así como los órganos internos.

↑ Posición de pie habitual. La mujer echa su pelvis hacia adelante, arquea su espalda y se inclina hacia detrás desde la cintura. Esto provoca que las piernas se tensen y los hombros se encorven hacia adelante.

que *haga* para mejorarlo provocará invariablemente un aumento de la tensión y hará que el hábito arraigue. Los humanos tendemos a ir hacia el objetivo directamente, pero hay que razonar y comprender la causa del problema: tenemos que "dejar de hacer" en vez de "hacer", lo cual es más fácil de decir que de hacer. Aquí es cuando las lecciones de Alexander comenzarán a cobrar valor; su profesor verá inmediatamente cuándo la tensión de su cuerpo crece en vez de disminuir.

La historia de Alan

Alan Capel
Edad: 39 | Profesión: conductor de camión

Conduzco un camión para ganarme la vida y soy un fanático absoluto del surf. Hace unos años, una pequeña molestia en la parte posterior de mi rodilla derecha se convirtió en una ciática crónica que causó un dolor que se extendió desde la base de las lumbares hasta los dedos de los pies. Esto hizo que los dedos se doblasen por debajo del pie y caminar resultase difícil y doloroso y, peor aún, no podía conducir el camión.

Como surfista, era optimista y no estaba asegurado. Mi ética vital "trabaja mucho, disfruta mucho" se volvió contra mí de repente sin motivo aparente. Todas las personas a las que recurrí tampoco conocían la causa.

Sin poder trabajar… y mucho menos surfear. Sin fútbol. Sin lograr nada. Sin orgullo. Sin satisfacción. Sin justificación para el dolor: solo una molestia punzante y continua, que me robaba mi energía vital.

Mi hijo mayor, que por entonces contaba tres años, no comprendía por qué su padre no podía jugar con él y cuando nació su hermano, yo ya buscaba una respuesta desesperadamente. A las seis semanas del nacimiento del menor de mis hijos yo estaba en el hospital para que me operasen de una hernia que estaba presionando el nervio ciático en la base de mi columna. Dos semanas después, volví a casa en peor estado que nunca, y eso que mi cirujano me había dicho que mis discos estaban bien. Aunque el doctor sabía que me dolía mucho, no podía darme ninguna explicación del motivo.

Lo intentaron doctores, osteópatas, fisioterapeutas, acupuntores, especialistas, enfermeros, cirujanos e incluso curanderos, pero no hubo forma… Llegados a este punto, un amigo me recomendó un curso de la Técnica Alexander.

Comencé a tomar lecciones principalmente porque no sabía qué más hacer. Los milagros de la noche a la mañana no existen, pero tampoco los esperaba. Después de 15 lecciones comenzaron a producirse cambios reales, cambios que no solo redujeron el dolor, sino que me llevaron a niveles que no sabía que existían. Hay que aclarar que la Técnica Alexander pertenece al ámbito de la reeducación y el cómo usamos nuestro cuerpo y nuestra mente. La técnica me ha dado la oportunidad de desprenderme de algunos de los hábitos perjudiciales que estaban en la base de mi ciática y me han ayudado a volver al asiento de conductor en la vida real. Puedo elegir libremente de nuevo.

DE PIE

Para tomar más conciencia de sí mismo mientras está de pie, pregúntese lo siguiente:

- ¿Me apoyo más en un pie que en otro o equilibro el peso sobre ambos? Incluso si está equilibrado, intente mover el peso a un lado para que caiga sobre una de las piernas y luego sobre la otra. La posición en la que se encuentre más cómodo le indicará cuál es su hábito.
- ¿Me apoyo más en los talones o en el antepié? Esto le ayudará a saber si se inclina hacia adelante o hacia atrás.
- ¿Me apoyo más en la parte externa del pie o en la interna? Nota: esto puede ser diferente para cada pie; por ejemplo, puede estar apoyándose en la parte externa del pie izquierdo y en la interna del derecho.
- ¿Mis rodillas se quedan bloqueadas por detrás debido al exceso de tensión o están tan relajadas que se doblan?

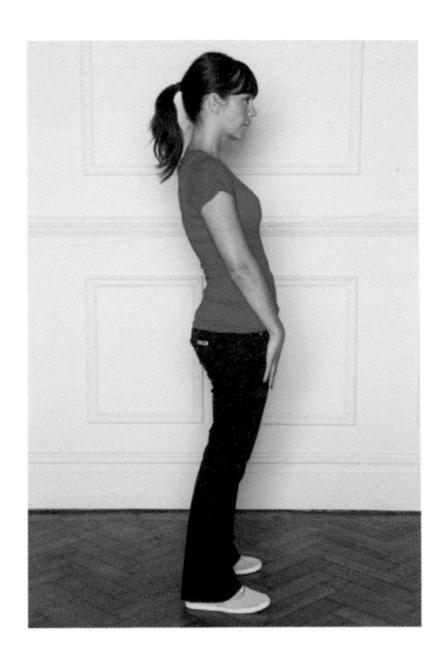

↑ Esta mujer no está equilibrada. Se inclina hacia atrás, arqueando demasiado la espalda, lo que probablemente le causará problemas en la zona lumbar.

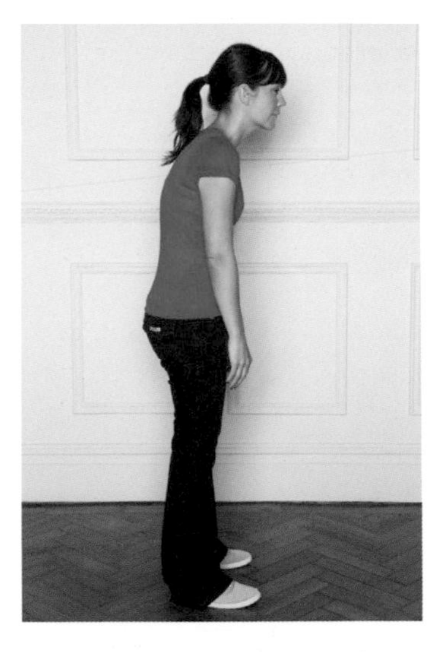

↑ Esta vez se inclina demasiado hacia adelante, lo que puede deberse a que pasa muchas horas sobre un escritorio.

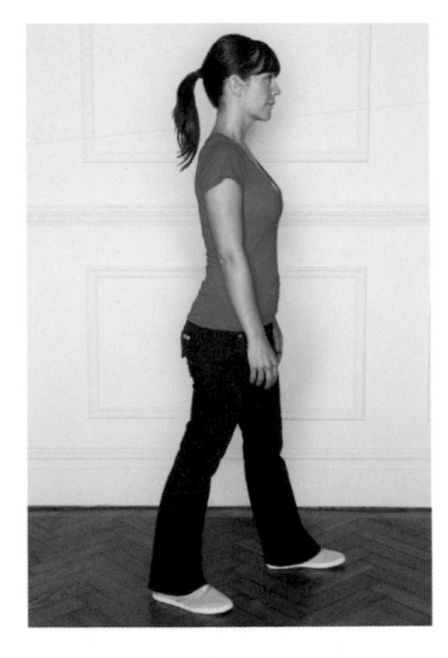

↑ Ahora está en equilibrio y el sistema muscular no está tan sobrecargado.

Cualquier aspecto de estar de pie hará que se ponga en marcha nuestra poco fiable propiocepción (sentido que nos dice qué lugar ocupamos en el espacio); por tanto, es necesario utilizar un espejo o una videocámara para obtener información detallada.

Si al plantearse cualquiera de las preguntas anteriores, comienza a notar que tiene la costumbre de estar de pie apoyándose más en una pierna que en otra, es útil exagerar la tendencia durante un rato para sentir cuánta tensión está causando este hábito en toda la estructura corporal. En otras palabras, si se suele apoyar más en la pierna izquierda y en la zona exterior del pie, apóyese en ellos todavía más. En poco tiempo puede empezar a sentir que su estructura se desequilibra. Esta sensación siempre nos acompaña, pero no solemos percibirla porque el hábito anula nuestro sentido de la propiocepción.

Solo ser conscientes de la manera en que estamos de pie puede suponer un cambio deseable en nuestro bienestar.

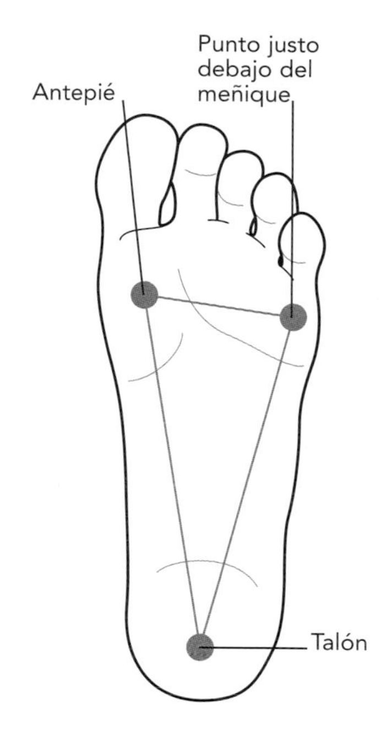

↑ **La planta del pie muestra los tres puntos que deberían estar en contacto con el suelo para crear un efecto trípode y mantener el equilibrio.**

MEJORA DE LA POSICIÓN AL ESTAR DE PIE

Aunque Alexander no defendía una única forma correcta de estar de pie, ya que esto haría que se adquiriesen nuevos hábitos, sugirió algunos consejos para recordar mientras se está de pie:

- Separar los pies aproximadamente 30 cm. Esto proporciona una base más sólida para apoyar el resto del cuerpo.
- Cuando se está de pie durante largos periodos, resulta útil colocar un pie aproximadamente 15 cm por detrás del otro, mientras el peso del cuerpo recae principalmente en el de atrás. Los pies deberían formar un ángulo de 45° para evitar que nos hundamos sobre las caderas, lo que podría afectar al equilibrio de toda la estructura. Esto es particularmente útil para aquellos que tenemos la costumbre de apoyarnos más sobre una pierna que sobre la otra.
- Si nota que está adelantando la pelvis, permita que esta vaya hacia detrás sin alterar el equilibrio y sin echar el cuerpo hacia adelante deliberadamente. Esto eliminará la tendencia habitual de empujar la pelvis hacia adelante cuando estamos de pie. Es mejor utilizar un espejo de cuerpo entero cuando realizamos este ejercicio de observación.
- En los pies hay tres puntos que forman un trípode. El primer punto es el talón, el segundo es el antepié y el tercero está

ubicado en la base del meñique (ver la ilustración de la página 127). Los ingenieros saben bien que un objeto necesita al menos tres puntos de contacto para estar estable. Por eso, si solo nos mantenemos sobre dos de los tres puntos, estaremos menos equilibrados y en consecuencia muchos de nuestros músculos estarán en tensión por tratar de mantener el equilibrio del cuerpo. Observe por dónde se le desgastan los zapatos que usa con más frecuencia, ya que esto le indicará si la presión es uniforme o no en todo el pie.

Ejercicio

ENFRENTE DEL ESPEJO

Utilice un espejo o incluso dos cuando realice este ejercicio:

1. Colóquese de pie con los ojos cerrados, frente al espejo, de forma que esté cómodo.
2. Abra los ojos y vea si la idea de cómo estaba de pie coincide con la realidad.
3. Vuelva a cerrar los ojos y trate de alinearse frente al espejo hasta que se sienta completamente simétrico.
4. Abra los ojos de nuevo, para ver si lo que ve y lo que siente coincide.
5. Repita todo lo anterior mientras está de lado frente al espejo.

SENTADO

De forma similar a cuando se observaba en el ejercicio que realizó de pie, puede plantearse lo siguiente cuando está sentado:

- ¿Estoy sentado sobre los isquiones o me inclino más hacia un lado?
- ¿Suelo cruzar las piernas mientras estoy sentado? Y si es así, ¿tengo preferencias sobre la pierna que cruzo?
- ¿Me inclino hacia adelante mientras estoy sentado o tengo tendencia a sentarme erguido con una postura rígida?

- ¿Están mis pies en contacto con el suelo y por tanto soportando el peso de mis piernas o las tengo bajo la silla o estiradas frente a mí? En este caso, la zona lumbar es la que sostendrá las piernas y se sobrecargará.
- ¿Suelo utilizar el respaldo de la silla para apoyarme? Si es así, los músculos posturales dejarán de utilizarse poco a poco.

Puede resultar de gran ayuda usar un espejo para ver cómo se sienta uno. Hay que entender que no hay una posición correcta o incorrecta. Nuestro cuerpo puede adoptar cualquier postura durante un rato, pero cuando tenemos por costumbre sentarnos de cierta forma o fijar una posición durante largos periodos, ponemos una parte del cuerpo bajo una tensión considerable. Hay que ser conscientes de que no podemos mantener constantemente una postura cuando estamos sentados. Observe la secuencia de fotografías de abajo. Las dos primeras muestran posiciones habituales que la gente adopta al sentarse, mientras que la tercera muestra a una persona relajada, ni echada hacia adelante ni rígida.

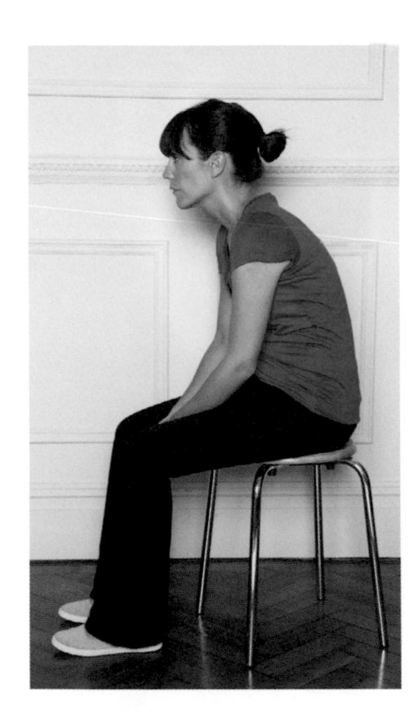

↑ Sentarse y encorvarse puede sobrecargar los órganos internos.

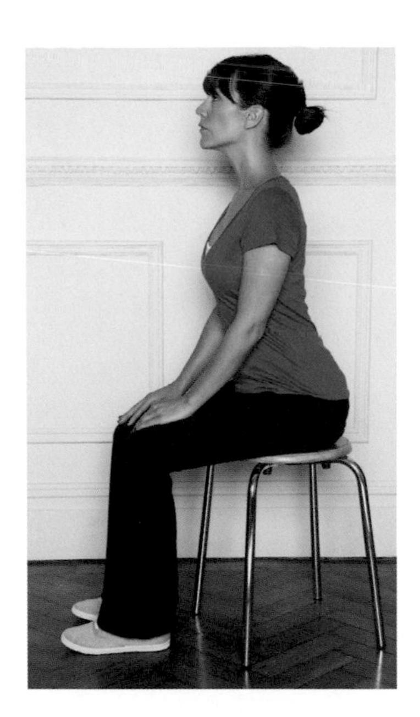

↑ Sentarse derecho y rígido hace que la espalda se arquee excesivamente, provocando tensión.

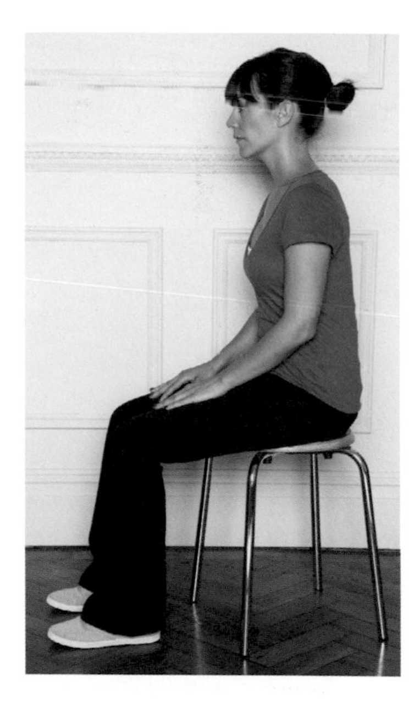

↑ Sentarse de forma equilibrada provoca menos tensión en el cuerpo.

Ejercicio

¿CÓMO ME SIENTO?

Un espejo puede revelar si sufre Apreciación sensorial imprecisa:

1. Coloque una silla enfrente de un espejo y, sin mirarlo, siéntese como lo suele hacer.
2. Después, mire su reflejo para ver si su idea de cómo está sentado coincide con la realidad.
3. De nuevo, sin ayuda del espejo, trate de sentarse tan simétricamente como sea posible.
4. Con el espejo, compruebe si:
   - **a** Su cabeza está sobre un lado.
   - **b** Un hombro está más arriba que el otro.
   - **c** No se inclina hacia un lado.
   - **d** Sus piernas y pies también están simétricos.

Es importante comprender que el objetivo de este ejercicio no es sentarse simétricamente, sino darnos cuenta de lo alejados que estamos de la postura que percibimos. Repita este ejercicio cada día durante una semana o dos, anotando cualquier observación, y pronto comprobará cómo emerge un patrón de "uso".

Una costumbre habitual en los niños es la de encorvarse sobre el pupitre. El profesor, consciente de lo poco recomendable que es esta tendencia y con la mejor intención, les pide que se pongan rectos. Entonces, por miedo o por ganas de complacer, el niño se estirará excesivamente al tirar hacia arriba del pecho y contraer los músculos de la espalda formando una curva excesiva en la zona lumbar. Como el profesor solo ve al niño desde delante, no notará cómo se acentúa el arco en la zona lumbar.

Por este motivo, muchos niños comienzan a tensar excesivamente los músculos para mantenerse erguidos, y repetir este hábito durante años puede acarrear dolores crónicos en la parte inferior de la espalda. Esta es la molestia más común (ver capítulo 7 para obtener una descripción completa de los músculos y su funcionamiento).

Conviene recordar que los seres humanos no fueron diseñados para estar sentados durante largos periodos de tiempo y que hay pocos diseñadores de sillas que entiendan la mecánica del cuerpo humano. Por tanto, si tiene que estar sentado durante horas, levántese y camine de vez en cuando. También puede ir andando a los sitios cercanos en vez de utilizar el coche.

Merece la pena destacar que la columna se encuentra bajo mucha más tensión cuando se está sentado que de pie. La mayoría de los asientos, sobre todo los de los coches, se inclinan hacia atrás, lo que provoca que la gente se eche hacia adelante y tenga que tensar muchos músculos para contrarrestar el efecto. Puede, no obstante, comprar sillas con asiento ajustable para ponerlo recto o inclinado según sus necesidades. Esto evitará que se encorve o se hunda sobre las caderas tal como ocurre habitualmente. Puede lograr el mismo efecto al colocar una pieza de madera de 5 cm o un par de listines telefónicos bajo las patas traseras de cualquier silla.

Una solución barata es colocar un cojín en forma de cuña en las sillas que se inclinan hacia detrás. Encontrará información sobre dónde encontrar estos cojines y sillas adaptadas en la página 155.

↓ 1. Una silla con una base inclinada tiende a promover una mala postura.
2. Trate de colocar libros bajo las patas traseras de una silla y sienta la diferencia.

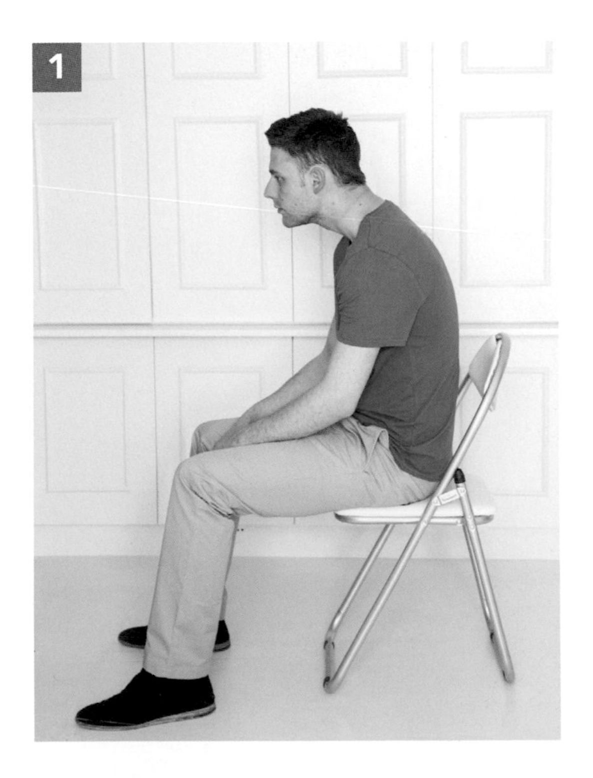

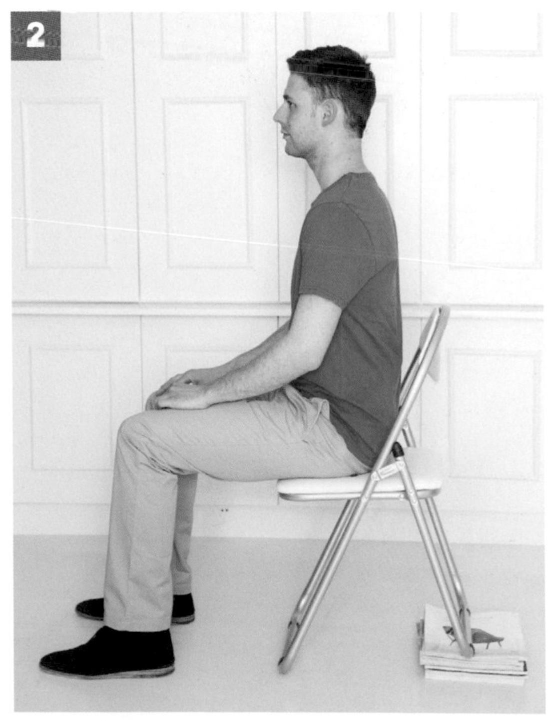

12

Dé un descanso a su espalda

Una columna perfecta es un factor sumamente importante para conservar el buen estado y los usos de la máquina humana, que trabaja en conjunto para lograr una salud perfecta, y aun así hay pocas personas que no sufran escoliosis en cierto grado y, en ocasiones, de manera inconsciente.

FREDERICK MATTHIAS ALEXANDER

En nuestra sociedad el dolor de espalda es un mal común. Según el Health and Safety Executive de Reino Unido afecta a cuatro de cada cinco británicos. En EE.UU. las cifras no son mejores. De acuerdo con el Bureau of Labor, los estadounidenses gastan la desorbitada cifra de 15.000 millones de dólares al año en asistencia médica y pagos por discapacidades debido a molestias en la espalda. Además, es el tercer trastorno más caro después de las cardiopatías y el cáncer.

Se ha investigado poco sobre la Técnica Alexander, pero uno de los estudios más importantes fue el realizado en Reino Unido por las universidades de Southampton y Bristol. Sus resultados, publicados en el *British Medical Journal* en agosto de 2008, constituyen una lectura interesante.

Aquellos que habían asistido a cursos de Alexander notaron un efecto beneficioso sobre el dolor de espalda, que reducía de manera significativa los días de dolor y mejoraba el funcionamiento y la calidad de vida de los pacientes. Este ensayo comparó los beneficios a largo plazo en los siguientes grupos: los que habían dado seis lecciones de Técnica Alexander, los que habían recibido 24 lecciones, los que había recibido seis sesiones de masajes y los que habían realizado ejercicios aeróbicos prescritos por el médico.

Los mejores resultados se observaron en el grupo que había recibido 24 lecciones de la técnica, con importantes mejoras en el funcionamiento y la calidad de vida y una reducción de días de dolor. Además, siguieron informando sobre mejoras continuas un año después de dejar las lecciones.

Antes de entrar en detalles sobre cómo mejorar el dolor de espalda, puede ser útil entender primero cómo funciona la columna.

LA COLUMNA VERTEBRAL

La columna, también conocida como raquis, es un elemento vital del esqueleto. Actúa como pilar de la parte superior del cuerpo y como protección de la médula espinal y sus nervios. Está formada por varios huesos apilados: las vértebras. La presencia de la médula espinal soportada por una columna vertebral en los animales más evolucionados les convierte en vertebrados y, entre todos los vertebrados, solo el hombre puede mantenerse totalmente erguido. Esto, a pesar de tener múltiples ventajas, también acarrea numerosos problemas: el mayor, que la gravedad cae encima de una estructura muy inestable, dado que tenemos dos piernas en vez de cuatro.

La columna de un adulto mide unos 70 cm de largo. Las diferencias de altura pueden depender principalmente de la longitud de las extremidades inferiores. En la columna hay 33 vértebras, aunque en los adultos cinco de ellas se han fundido para formar el sacro y otras cuatro para formar el coxis; el número real de huesos separados se reduce por tanto a 26. De estos, los siete de la zona del cuello se llaman vértebras cervicales, los 12 de debajo se unen a las costillas y se conocen como vértebras torácicas o dorsales, los siguientes cinco son las vértebras lumbares y los nueve últimos forman el sacro y el coxis.

Una característica importante de la columna, especialmente acusada en los seres humanos, es la presencia de cuatro regiones que refuerzan la estructura para soportar más peso y actúan como muelle para minimizar cualquier sacudida en los órganos internos. Si las regiones se enderezan demasiado o, lo que ocurre más a menudo, quedan muy pronunciadas, la columna perderá algunas de estas propiedades, es decir, se debilitará y no soportará los órganos tan eficientemente como debería. También es muy importante darse cuenta de que las curvas pueden cambiar según la actividad que se realice. Por ejemplo, mire la espalda de un niño que se esté sentando y observará que la parte inferior de la espalda permanece muy recta. Cuando el personal sanitario dice que siempre hay curvas, por lo general se refiere al interior de la columna, algo que solo se puede ver con un escáner o con rayos X.

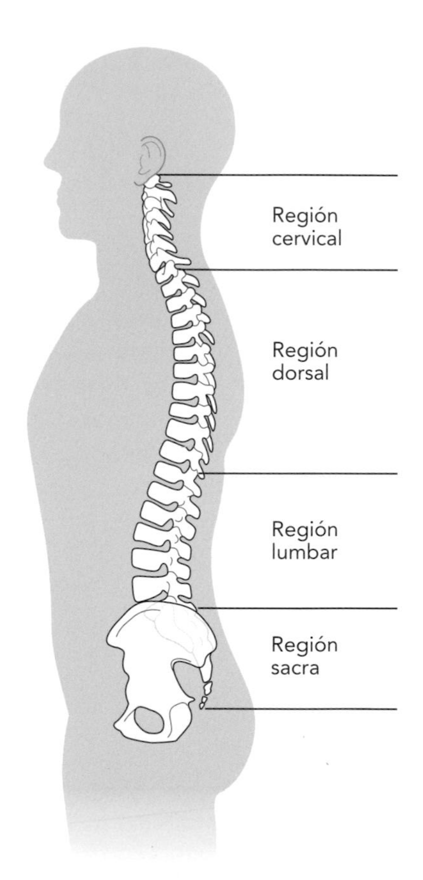

↑ Diagrama de la columna que muestra las cuatro regiones mientras se está de pie.

DISCOS INTERVERTEBRALES

Entre cada vértebra hay una gruesa capa de fibrocartílago conocida como disco intervertebral. Cada disco tiene una parte exterior, denominada anillo fibroso, y un núcleo interior, llamado núcleo pulposo.

El anillo fibroso

Esta parte del disco está formada por anillos concéntricos que mantienen el núcleo en su sitio cuando se encuentra bajo presión.

El núcleo pulposo

Esta parte central del disco está formada por una sustancia gelatinosa transparente. De hecho, está compuesta por un 88% de agua, y es su núcleo el que soporta el peso del cuerpo (ver la ilustración en página siguiente).

DOLOR DE ESPALDA

Existen muchos tipos de dolores de espalda, como la ciática, el lumbago o las hernias. La mayoría de las molestias se deben a trastornos mecánicos, resultantes del mal uso continuo que se hace del cuerpo. Moverse habitualmente de un modo que cause una fuerte tensión en la columna provoca que el núcleo del disco quede aplastado entre dos vértebras. Los nervios pueden quedar atrapados entre las vértebras o entre músculos en tensión, como en el caso de la ciática, o el núcleo puede soportar tanta presión que se ve forzado a atravesar la capa del anillo fibroso, rompiendo la membrana exterior. Esto resulta muy doloroso y se conoce como hernia.

Hay una posición que eliminará toda la presión de la columna y aliviará cualquier dolor de la región lumbar (el lugar que suele doler más), y que además le ayudará a prevenir futuras molestias. Es la posición de semisupino. "Supino" significa simplemente "tumbarse boca arriba".

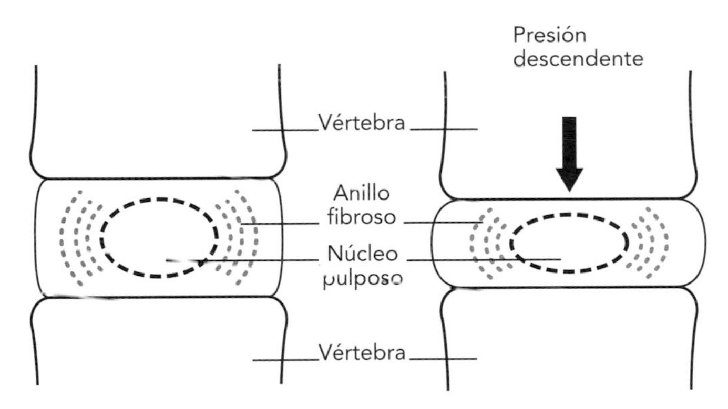

↑ Disco intervertebral en reposo.

← Un disco intervertebral bajo presión (derecha). Observe cómo el núcleo ha quedado aplastado y cómo la parte externa sobresale entre las dos vértebras.

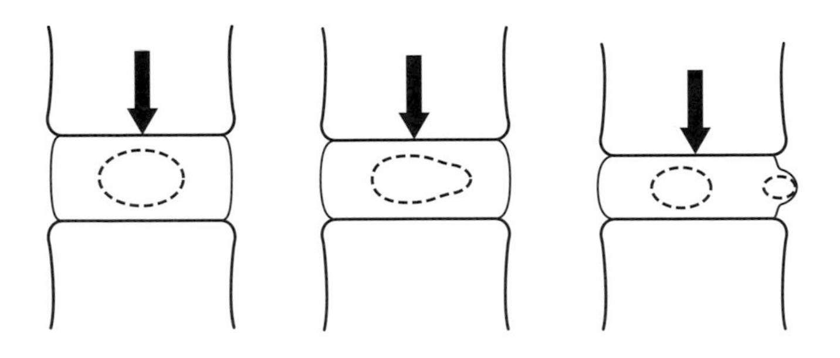

← Una hernia. La presión prolongada e irregular en la columna provoca que el disco quede aplastado entre las vértebras adyacentes. Esto puede causar que el núcleo del disco se parta en dos. Una de las mitades puede llegar hasta el final de la capa exterior y entrar en contacto con un nervio. Obviamente, esto provoca fuertes dolores.

Ejercicio

LA POSICIÓN DE SEMISUPINO

Este ejercicio se considera a menudo el buque insignia de la Técnica Alexander. Se trata simplemente de tumbarse sobre la espalda con algunos libros bajo la cabeza, las rodillas dobladas, los pies planos sobre el suelo y las manos descansando cómodamente a cada lado del ombligo (ver fotografía inferior). El número de libros bajo la cabeza variará según la persona, y en algunos casos, según el día. La mejor forma de descubrir cuál es el número correcto de libros es preguntar al profesor al comenzar las clases de Alexander.

Como simple indicación, siga estas instrucciones:

1. Póngase de pie contra una superficie lisa, como una pared.
2. Colóquese como haría normalmente (no trate de estar recto), con los glúteos y los omóplatos tocando ligeramente la pared.
3. Pida a un amigo o un pariente que mida la distancia entre la pared y la parte posterior de su cabeza.
4. Añada a esta medida 2,5 cm; la medida final debería ser más o menos la altura que tienen que aportarle los libros.

Respecto a la altura de los libros, recuerde que es mejor pasarse que quedarse corto, pero asegúrese de que no tiene problemas para respirar o tragar. También es mejor utilizar libros de bolsillo en vez de los de tapa dura y, si aun así los libros siguen resultando duros, coloque una toalla o una esterilla de espuma fina sobre ellos.

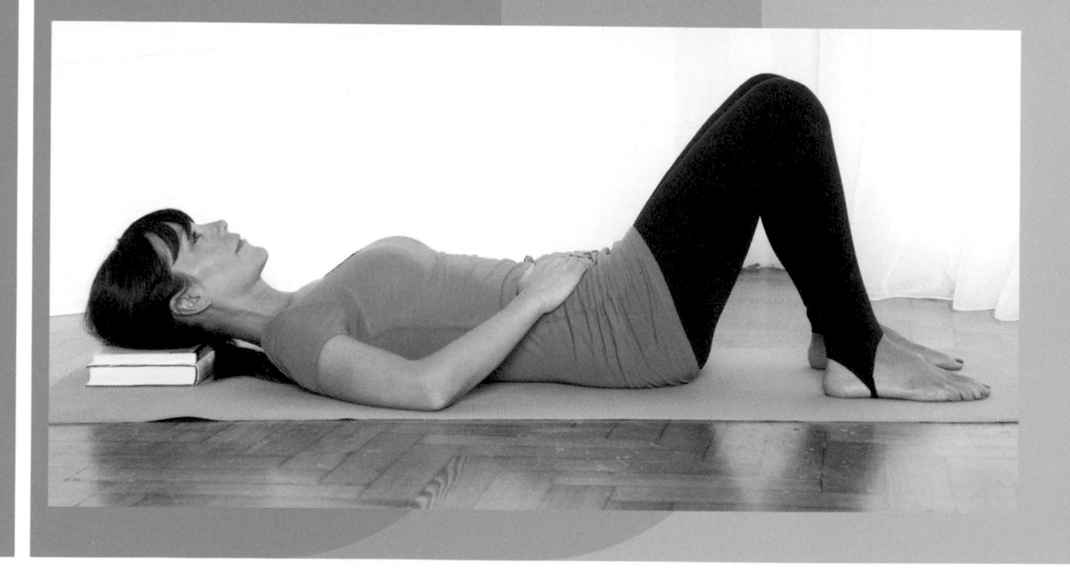

Los libros se colocan debajo de la cabeza porque dan apoyo y ayudan a combatir el hábito de echar la cabeza hacia atrás. Debería tenerse en cuenta, sin embargo, que puede que también eche hacia atrás la cabeza sobre los libros al acostarse.

Las plantas de los pies deben estar en contacto con el suelo todo lo posible, con las rodillas apuntando al techo. Los pies deberían estar tan cerca de la pelvis como sea posible. Las piernas pueden tender a caer la una hacia la otra o separarse por completo.
Si pasa esto, siga estas instrucciones:

1 Si las piernas caen hacia dentro acerque los pies.

2 Si las piernas caen hacia fuera separe los pies.

Esto le ayudará a reducir al mínimo la tensión muscular de las piernas.

La espalda debe estar en contacto con el suelo cuanto sea posible, pero asegúrese de no hacer nada para aplanarla. El motivo de que se eleven las piernas es permitir que la parte inferior de la espalda se libere y esté cómoda en el suelo.

Como muchos de nosotros tenemos hombros redondeados, las manos descansan en el abdomen para que los hombros puedan liberarse.

Practique esta posición unos 15 20 minutos al día. Al principio, túmbese durante cinco minutos y después añada un minuto cada día, hasta llegar a los 20 minutos. Algunos de mis alumnos dicen que no tienen suficiente tiempo para practicarlo, así que les respondo: si no tienes 20 minutos al día, hazlo durante 10 minutos y, si no tienes 10 minutos, hazlo durante cinco. Si no tienes cinco minutos al día, ¡a eso se debe la tensión que acumulas!

Mientras esté en el suelo, siga las siguientes direcciones:

- Permita que el cuello se libere.
- Visualice su cabeza adelantándose (piense en su nariz cayendo hacia sus pies) y alejándose de la columna.
- Permita que la espalda se estire y se abra en el suelo.
- Piense en cómo se abren y se separan sus hombros.
- Visualice cómo las rodillas apuntan al techo.

Mientras está tumbado, trate de localizar cualquier tensión específica que pueda estar reteniendo y déjela ir.

Recuerde, tal como he mencionado antes, el cambio real y duradero es un proceso lento, así que persevere y tenga paciencia. Tome notas cada vez que lo hace. Si por cualquier motivo está incómodo, deje de hacer el ejercicio inmediatamente y consulte a su profesor de Alexander.

LA DISMINUCIÓN DE ESTATURA CON LA EDAD

¿Ha notado alguna vez que sus padres y abuelos parecen "encoger" con la edad? De hecho lo hacen. Un científico llamado Junghanns realizó 1.142 disecciones post mórtem de la columna y descubrió

Ejercicio

LAS CURVAS DE SU ESPALDA

1. Obsérvese a sí mismo de lado en un espejo. Fíjese sobre todo en las curvas de su espalda.
2. Túmbese durante 20 minutos.
3. Colóquese de nuevo frente al espejo y vea si puede notar alguna diferencia.

Datos interesantes sobre la columna

Nuestra altura cambia desde la mañana hasta la noche. Podemos perder hasta 2,5 cm durante el día y volver a ganarlos cuando dormimos. Una vez tuve una alumna que solo medía 1,52 m. ¡Concertaba las entrevistas de trabajo lo más temprano posible para ser más alta!

Durante la década de 1930, un médico de Budapest llamado DePuky midió la estatura de 1.216 personas de edades comprendidas entre los cinco y los 90 años justo antes de que saliesen de la cama por la mañana y de nuevo antes de acostarse por la noche. Descubrió que por la mañana la altura aumentaba 1,61 cm de media; es decir, aproximadamente un 1% de la altura corporal.

La principal razón del cambio es el tamaño y la forma de los discos intervertebrales, que pierden líquido durante el día mientras la columna está bajo presión y los recuperan por la noche cuando la columna está horizontal. Un gran porcentaje de este líquido se recupera en los primeros 20 minutos de estar tumbados. Por este motivo, acostarse a mediodía regenera los discos para que puedan trabajar más eficientemente el resto de la jornada.

que la proporción entre el espesor de los discos y el grosor de las vértebras adyacentes disminuía con la edad:

- Al nacer, eran del mismo tamaño.
- A los 10 años, el disco medía la mitad que la vértebra.
- A los 24, el disco medía un tercio de la vértebra.
- A los 60, el disco medía un cuarto del tamaño de la vértebra.

Hasta los 20 años, los huesos todavía están creciendo, así que algunas de estas cifras no sorprenden. Sin embargo, después de los 20 años, no habría motivo para que el tamaño de los discos se redujese, aparte de la presión excesiva que se ejerce sobre ellos debido a la continua tensión muscular. Esta presión puede provocar una pérdida gradual de líquidos del fibrocartílago que compone los discos. La columna es un sistema hidráulico que trabaja absorbiendo y liberando agua; un disco sano puede llegar a absorber hasta 20 veces su volumen en agua. Puede comprobar que los discos han encogido, si la columna no puede trabajar a su máxima capacidad.

Si se tumba cada día unos 20 minutos, no solo está aliviando y previniendo el dolor de espalda, sino que se asegurará de que los discos sean capaces de mantenerse en su sitio durante más tiempo, lo que le permitirá moverse con menos esfuerzo.

La forma en que se coloca y sale de la posición de semisupino también es muy importante. Las siguientes fotografías le ayudarán a aprovechar al máximo cada lección.

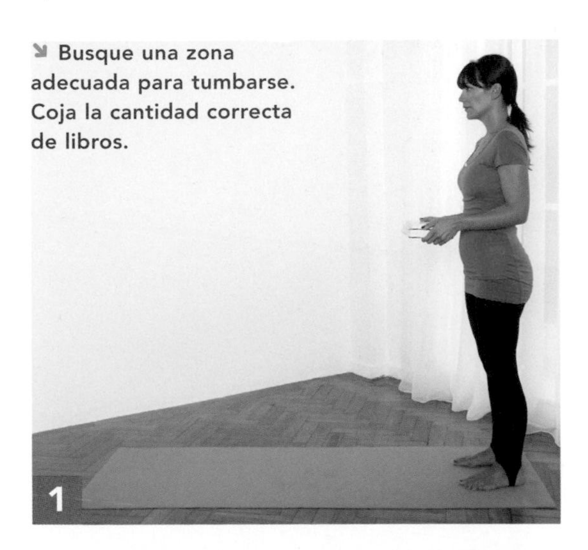
Busque una zona adecuada para tumbarse. Coja la cantidad correcta de libros.

1

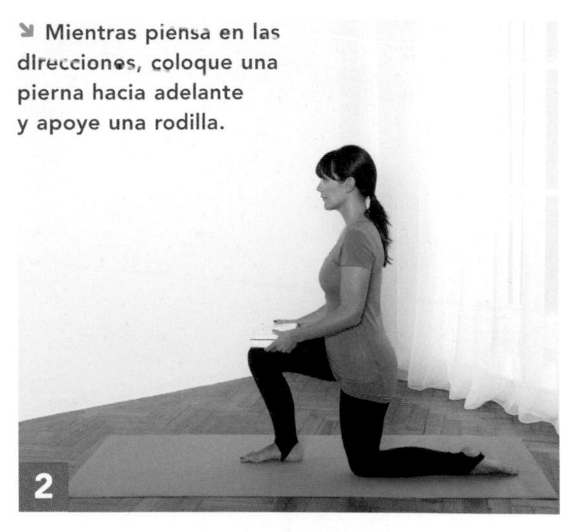
Mientras piensa en las direcciones, coloque una pierna hacia adelante y apoye una rodilla.

2

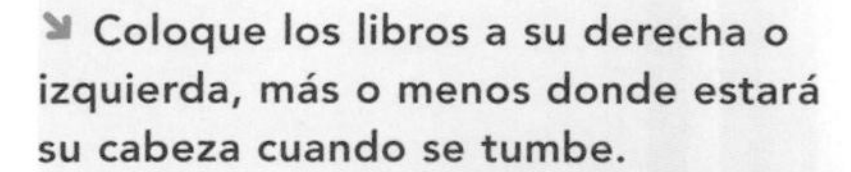

↘ Coloque los libros a su derecha o izquierda, más o menos donde estará su cabeza cuando se tumbe.

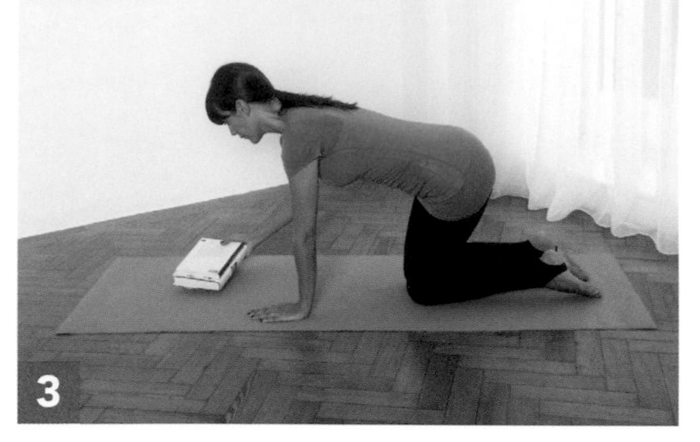

↘ Coloque sus manos en el suelo para quedar a cuatro patas.

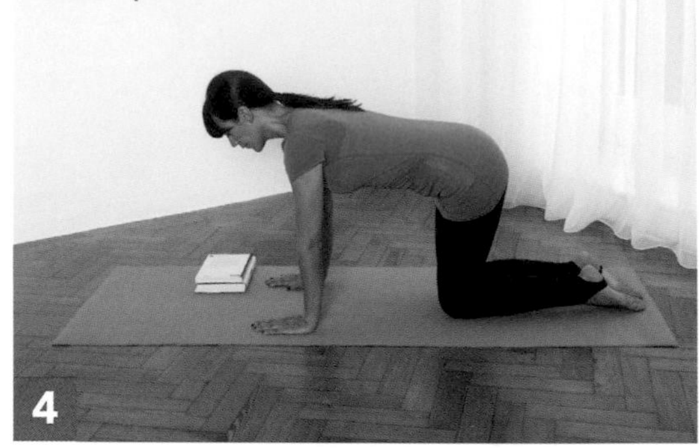

↘ Mantenga en equilibrio sus manos y dedos de los pies y baje las piernas hasta el suelo con las rodillas apuntando en dirección contraria a los libros.

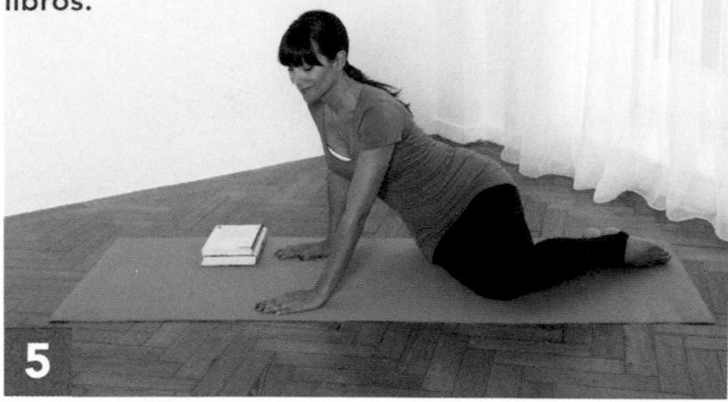

↘ Coloque la mano derecha entre la mano izquierda y la rodilla.

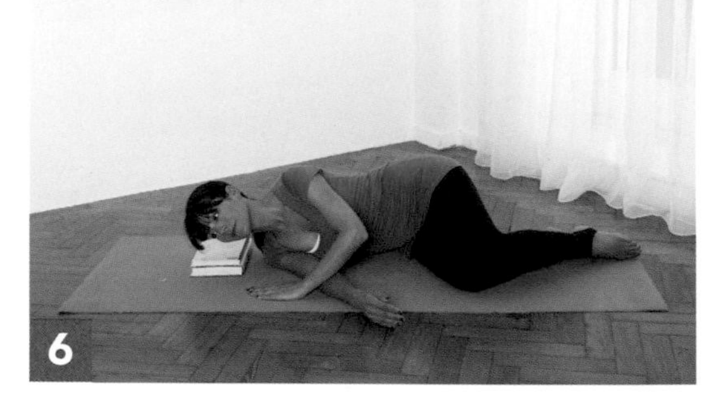

↘ Gire suavemente sobre su espalda y ajuste la posición de los libros hasta que su cabeza esté cómoda.

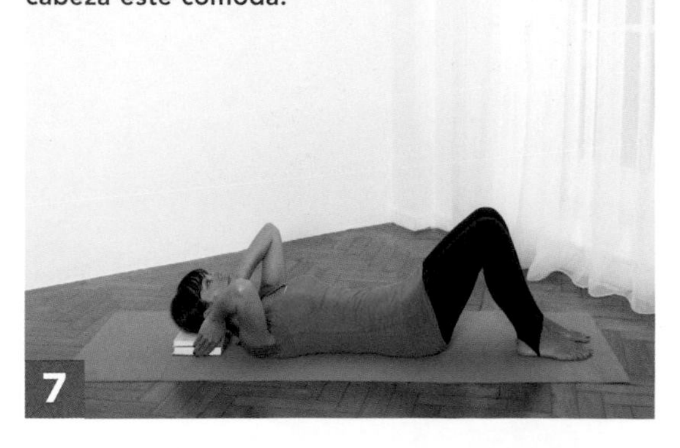

↘ Levante las piernas y coloque los pies para que estén lo más cerca posible de su torso sin perder comodidad.

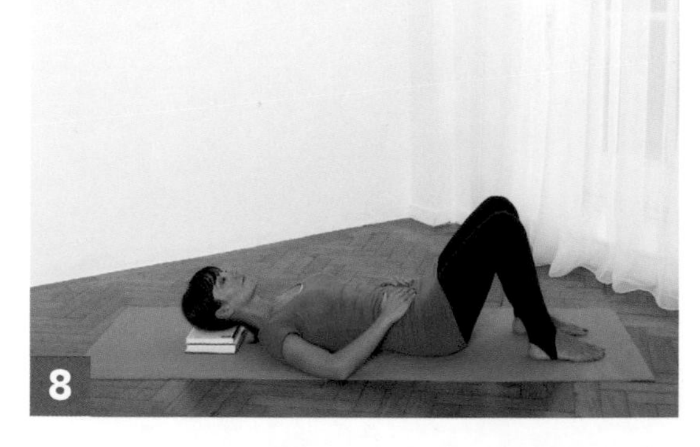

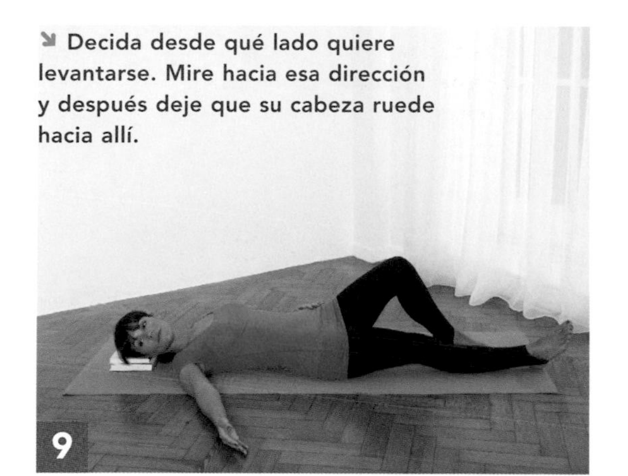

Decida desde qué lado quiere levantarse. Mire hacia esa dirección y después deje que su cabeza ruede hacia allí.

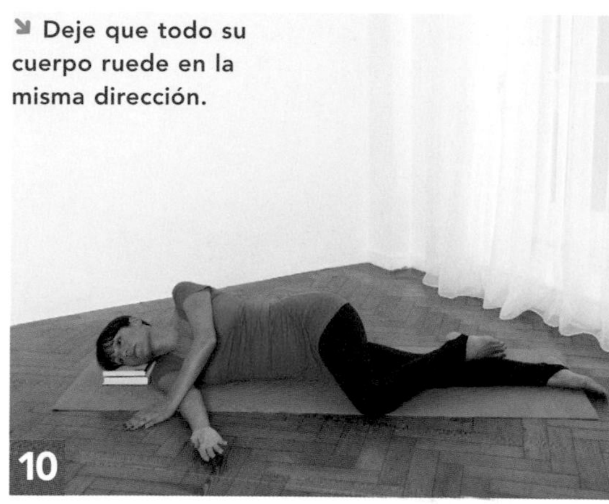

Deje que todo su cuerpo ruede en la misma dirección.

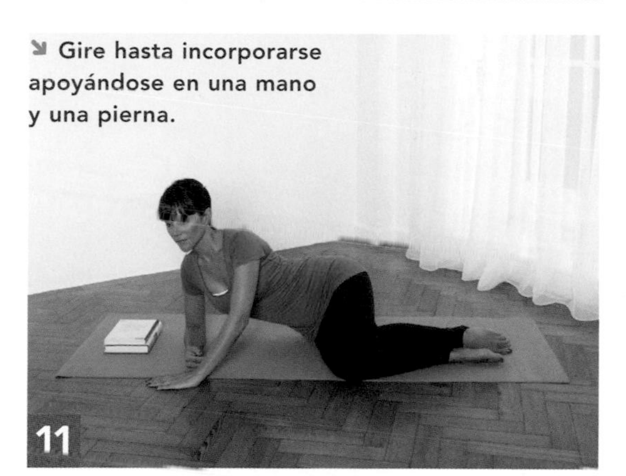

Gire hasta incorporarse apoyándose en una mano y una pierna.

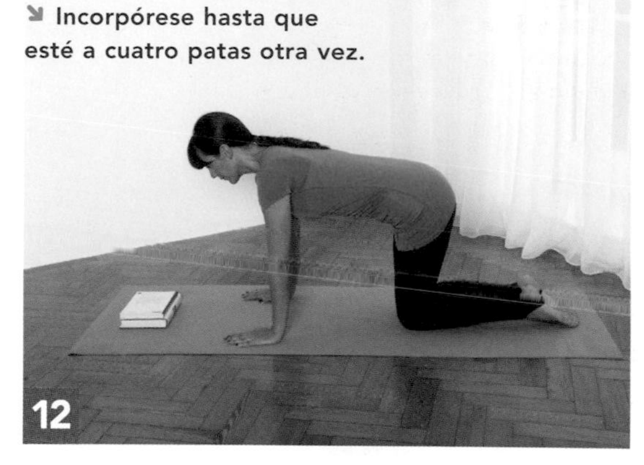

Incorpórese hasta que esté a cuatro patas otra vez.

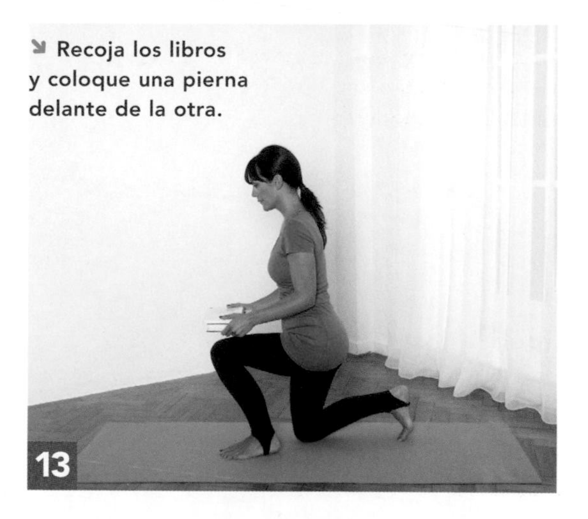

Recoja los libros y coloque una pierna delante de la otra.

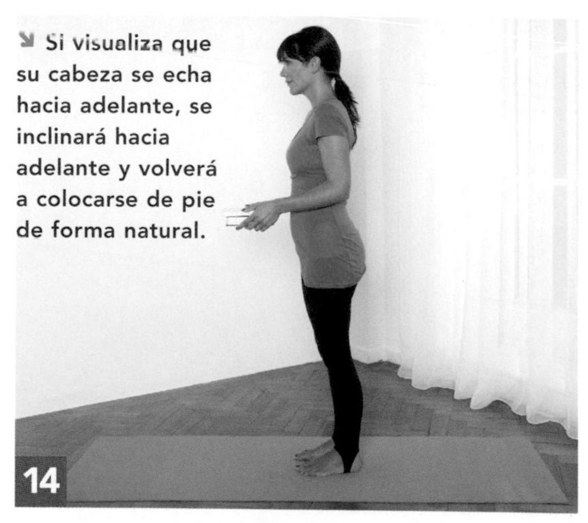

Si visualiza que su cabeza se echa hacia adelante, se inclinará hacia adelante y volverá a colocarse de pie de forma natural.

13

Mejore su respiración de forma natural

El mismo río de vida que circula por mis venas noche
y día, circula por las venas del mundo y canta,
en lo hondo, con pulso musical.
Y es una vida idéntica a la mía la que a través del
polvo de la tierra alza su verde alegría en
innúmeras briznas de hierba, y estalla en
olas tiernas y furiosas de hojas y flores.
Y la misma vida, hecha flujo y reflujo, mece al
océano, cuna del nacimiento y de la muerte.
Mis sentidos se exaltan al tocar esta vida universal.
Y siento la embriaguez de que sea en mi
sangre donde en este momento palpita y danza el
latido de la vida que huye a través del tiempo.

RABINDRANATH TAGORE, DE *GITANJALI*

Si no respirásemos, nada más importaría, ni siquiera existiríamos. Respirar es nuestra principal prioridad, porque si no lo hiciésemos no podríamos articular ni una palabra ni realizar la tarea más sencilla. La fuerza vital nos hace respirar automáticamente sin ningún esfuerzo por nuestra parte; ni siquiera tenemos que recordar cómo se hace, ya que sucede de forma refleja. San Agustín dijo una vez que la gente viaja para maravillarse con la altura de las montañas, las grandes olas del mar, el largo curso de los ríos, el vasto alcance del océano, el movimiento circular de las estrellas y, demasiado a menudo, ni se maravillan de sí mismos. A lo mejor sería conveniente de vez en cuando asombrarse ante el poder que subyace bajo la respiración.

Ejercicio

TOMAR CONCIENCIA DE LA RESPIRACIÓN

Haga una pausa mientras lee esto para observar las inhalaciones y exhalaciones silenciosas que le acompañan. Sin ellas, no sería capaz de ver estas letras, oír el sonido de las páginas mientras se pasan, sentir la textura del papel o incluso mover un músculo para sostener este libro. Observe los misterios de su respiración y vea si puede sentir cuál es la fuerza o energía que está haciendo que el aire entre o salga de sus pulmones.

POSTURA Y RESPIRACIÓN

Una respiración eficaz y beneficiosa forma parte de una buena postura, una mente despejada y un uso del cuerpo en la manera en que fue diseñado para usarse. Al igual que pasa con muchas otras funciones del cuerpo, el mero acto de respirar se ve entorpecido. Tal como hemos visto, una mala postura y un uso incorrecto del cuerpo pueden provocar la sobrecarga de todo el sistema muscular. Esto afectaría al funcionamiento de la caja torácica, los pulmones e incluso el conducto nasal, la boca y la garganta (tráquea), por donde pasa el aire. La tensión muscular también puede producir un "derrumbamiento" general, una bajada de la parte superior del cuerpo, lo cual puede limitar considerablemente la capacidad de los pulmones para tomar aire. Esto puede llevar a respirar de forma superficial y provocar que tengamos que hacer un mayor esfuerzo para conseguir aire suficiente. En resumen, podemos convertir una acción que debería realizarse sin esfuerzo en una tarea muy difícil. No nos damos cuenta porque nos acostumbramos a nuestra respiración superficial y tensa. Hemos respirado así durante muchos años y por tanto nos parece "normal" y "correcta".

Las interferencias en el sistema respiratorio pueden remontarse a los cinco o seis años, que es la edad en la que comenzamos a encorvarnos sobre los pupitres. Nos vemos obligados a "fijar" esas posiciones durante muchas horas la mayor parte de nuestros años de desarrollo, y la mala postura que se genera hace que nos movamos sin gracia, de forma descoordinada y torpe, con patrones de respiración limitados. Si su cuerpo no es capaz de conseguir suficiente oxígeno debido a que la respiración profunda está afectada, buscará otra manera de lograrlo. El ritmo de la respiración tendrá que incrementarse y, como resultado, aparecerá un tipo de respiración más rápida y superficial. Así, esta forma de respirar empezará a ser habitual.

Cuando Alexander comenzó a dar clases de su técnica se le apodó "Hombre que respira". Esto se debió a que, en un primer momento, desarrolló la técnica para ayudar a la gente a que respirase mejor. Muchos de sus alumnos sufrían tensión en la voz, asma o simplemente respiraban superficialmente. Con solo una lección, sus alumnos percibían diferencias notables, ya que comenzaban a liberar la tensión muscular que afectaba a su respiración natural.

EJERCICIOS DE RESPIRACIÓN

Muchos logopedas y educadores físicos fomentan una "respiración profunda" para conseguir que los pulmones funcionen como deberían y, aunque su objetivo puede parecer fundamentado, la forma en que animan a sus alumnos a hacerlo puede exacerbar muchos problemas respiratorios. Se le suele pedir a la gente que incremente su capacidad pulmonar inspirando o espirando, pero lo único que se consigue es aumentar la tensión en el ya sobrecargado sistema muscular. Casi todos los ejercicios de respiración se centran en la inhalación, como, por ejemplo, la instrucción "inspire profundamente", pero esto provocará invariablemente que la persona interfiera aún más en los mecanismos respiratorios. Tensar y soltar los músculos puede provocar que arquee la espalda y eleve el pecho, lo que limita la respiración aún más y provoca patrones respiratorios perjudiciales o que los hábitos respiratorios originales arraiguen mucho más.

Al igual que el resto de la Técnica Alexander, respirar de forma natural es un proceso para *desaprender* hábitos perjudiciales, no para practicar ciertos ejercicios o técnicas de respiración. El doctor Wilfred Barlow estaba convencido de que los asmáticos necesitaban "formación en respiración" en lugar de un conjunto de ejercicios. En el libro *The Alexander principle,* dice:

> Los ejercicios de respiración han sido impartidos frecuentemente por fisioterapeutas para este (asma) y otros trastornos respiratorios, pero la verdad es que estos ejercicios no ayudan demasiado a los asmáticos. De hecho, estudios recientes muestran que tras un curso de "ejercicios de respiración", la mayoría de la gente respira peor que antes.

MEJORAR LA RESPIRACIÓN

Alexander era un actor formado, y la respiración eficaz era vital para recitar bien. Su técnica implicaba tomar conciencia y evitar los malos hábitos respiratorios. Se basaba en *"hacer menos";* una de sus famosas citas era: "Veo finalmente que si no respiro... respiro".

Cuando actúan, muchos actores, cantantes e incluso profesores descubren que la técnica les ayuda a respirar y a lograr que su voz se proyecte de forma satisfactoria y sin tensión. Si nos aseguramos de respirar de forma natural, también podemos combatir de forma eficaz el efecto del estrés que aparece cuando hablamos en público. De esta manera, podemos sentirnos más tranquilos y controlados incluso en momentos de estrés emocional o mental.

Al contrario de lo que mucha gente piensa, es la exhalación y no la inhalación lo que determina nuestra forma de respirar. Cuando espiramos, la presión atmosférica de los pulmones disminuye, lo cual crea un vacío parcial que provoca que el aire de fuera entre en los pulmones *sin que nosotros tengamos que hacer nada.* En condiciones normales, el mecanismo de respiración es autónomo. Cuanto más dióxido de carbono expulsemos, más profunda será la siguiente inhalación y nuestra respiración en general.

Ejercicio

TOMAR CONCIENCIA DE LA RESPIRACIÓN

Túmbese un rato en la posición semisupina que se describe en la página 136 y comience a tomar conciencia de su respiración. A menudo es más fácil detectar la tensión en esta posición. Pregúntese lo siguiente:

- ¿Cómo de rápida es mi respiración?
- ¿Cuán profundamente respiro?
- ¿Se mueven mis costillas mientras respiro?
- ¿Cuánto se mueve mi región abdominal cuando respiro?
- ¿Cuánto se mueve mi caja torácica cuando respiro?
- ¿El movimiento es uniforme en la parte izquierda y derecha del tórax?
- ¿Veo alguna limitación en mi respiración? Si es así, ¿dónde?

Es muy importante que no cambie la forma en que respira de forma deliberada. Simplemente tomar conciencia de cómo inhala y exhala puede ser suficiente para lograr un cambio favorable. Solo con pasar unos minutos observando cualquier limitación en o alrededor de la caja torácica y la zona abdominal puede comenzar a respirar de forma más natural.

Para ayudar a sus alumnos a volver a aprender a respirar de forma natural, Alexander desarrolló el procedimiento de la "ah susurrada". Mantuvo su postura respecto a no utilizar ejercicios, ya que podían fomentar hábitos y hacer que la gente dejase de pensar por sí misma, pero hizo una excepción con el ejercicio de la "ah susurrada" porque decía que era esencialmente un ejercicio de inhibición y su objetivo era evitar el "conseguir el fin" mientras se respiraba.

La práctica regular de la "ah susurrada" le ayudará a percibir sus hábitos de respiración perjudiciales y a desarrollar un sistema respiratorio más eficaz. Recomendamos que al principio realice esta rutina con su profesor de Alexander, ya que es fácil malinterpretar las instrucciones porque la mayoría de nosotros sufrimos lo que Alexander llamó Apreciación sensorial imprecisa, que significa que, incluso cuando seguimos instrucciones con nuestra mejor intención, podemos estar haciendo algo muy distinto sin darnos cuenta. Por ejemplo, es muy común que la gente eche hacia atrás la cabeza en vez de dejar que la mandíbula caiga cuando realizan el paso 3 (ver el ejercicio de la página 147), mientras que otros están convencidos de

Ejercicio

EL PROCEDIMIENTO DE LA "AH SUSURRADA"

1. Primero sepa dónde está su lengua y déjela descansar sobre el suelo de la boca con la punta tocando ligeramente la parte inferior de los dientes delanteros. Esto permite que el aire pase libremente de y a los pulmones.
2. Asegúrese de que sus labios y músculos faciales no están tensos. Para ayudarse, puede ser útil pensar en algo que le haga sonreír.
3. Suavemente y sin tensarla, deje que su mandíbula inferior caiga para que se abra su boca. Si permite que la gravedad haga la mayor parte del trabajo su cabeza no caerá hacia atrás en el proceso.
4. Emita una "ah susurrada" hasta que se le acabe la respiración de forma natural. Es importante no apresurarse ni forzar al aire para que salga demasiado rápido ni tratar de vaciar los pulmones prolongando el sonido de la "ah" tanto como sea posible.
5. Cierre suavemente los labios y permita que el aire pase por la nariz y llene sus pulmones.
6. Repita este procedimiento varias veces.

que abren la boca totalmente cuando en realidad sus labios no se separan ni 2 cm. Si por cualquier motivo no puede ir a clase, es recomendable que realice la "ah susurrada" ante un espejo, ya que esto le dará una idea de si sigue las instrucciones correctamente.

Es esencial comprender que la respiración funciona por reflejo y, por tanto, es completamente automática. Todo lo que hagamos para mejorarla solo interferirá con ella. Es necesario "quitarnos de en medio" y dejar que la naturaleza siga su curso.

EL PLACER DE RESPIRAR

Respirar no es solo una parte vital de la existencia, sino que puede constituir uno de los mayores placeres de la vida. Podemos deleitarnos llenándonos de aire y regalarnos otro momento para apreciar las maravillas de la vida. Tomar conciencia de nuestra respiración y practicar la "ah susurrada" de forma regular puede eliminar el efecto del estrés, ya que calma totalmente el sistema y nos permite volver a disfrutar del momento presente.

14

Qué esperar de una sesión de Alexander

Todo lo que tengo que decir sobre esto es que estoy seguro, por mi experiencia y observación personal, de que nos aporta todo lo que hemos estado buscando en un sistema de educación física: alivio de la tensión causada por los desajustes y la consecuente mejoría en la salud física y mental; incremento de la consciencia de los medios físicos empleados para conseguir el fin propuesto por la voluntad y, junto a ello, un aumento de la consciencia a todos los niveles, una técnica de inhibición, que trabaja a nivel físico para evitar que el cuerpo recaiga, bajo la influencia del avaricioso "conseguir el fin", en sus viejos hábitos de mala coordinación, y para inhibir los impulsos indeseables y la irrelevancia en los planos emocional e intelectual respectivamente. No podemos pedir más a ningún sistema ni pedir menos si de verdad queremos cambiar a los seres humanos en la dirección deseada.

ALDOUS HUXLEY, *EL FIN Y LOS MEDIOS*

SESIONES INDIVIDUALES

Esta es sin lugar a dudas la mejor manera de descubrir más sobre sí mismo y los hábitos perjudiciales que le afectan. Una lección dura por lo general entre 30 y 45 minutos, y sus objetivos son:

- Detectar cualquier tensión que pueda estar soportando innecesariamente y expulsarla.
- Tomar conciencia de los hábitos de uso de la mente y el cuerpo que provocan la tensión, y cambiarlos si quisiese.
- Desarrollar diferentes maneras de realizar acciones que no creen tanta tensión en primer lugar.
- Enseñarle a inhibirse y a aplicar direcciones.
- Dejar que experimente un uso mejorado de sí mismo.

EL PAPEL DEL PROFESOR

El papel del profesor es señalarle sus hábitos personales y explicarle por qué son tan perjudiciales. Le dará ciertas direcciones para ayudarle a combatir sus viejas maneras de moverse a través de instrucciones verbales y el uso de las manos, sobre todo en la zona de la cabeza, el cuello y la espalda. El toque de las manos es muy sutil y no agravará ningún dolor. No obstante, si le duele mucho, puede ser recomendable seguir un tratamiento (del doctor, quiropráctico u osteópata) antes de recibir lecciones.

Al principio, el profesor también puede trabajar con usted en una mesa. (Nota: no tiene que quitarse la ropa, excepto los zapatos.) En esta posición, su cuerpo es más estable y, por tanto, puede ser mucho más fácil liberar tensión muscular.

Puede que le hagan realizar ciertos movimientos, como sentarse y andar, para que pueda aprender diferentes formas de moverse. Si algunas de estas actividades le provoca incomodidad o malestar, su profesor las revisará con usted y esclarecerá la causa. En alguna ocasión puede experimentar un dolor o tensión añadida; no debería durar más de unas horas y se debe probablemente al hecho de que dichos músculos se han utilizado poco anteriormente. Una lección de Alexander puede aplicarse también a casi cualquier actividad, como practicar un deporte o tocar un instrumento.

El número de lecciones necesarias puede variar según la persona, pero por lo general pueden apreciarse cambios a partir de la primera lección. Estos cambios pueden durar poco al principio, sin embargo, su efecto perdurará después de más lecciones.

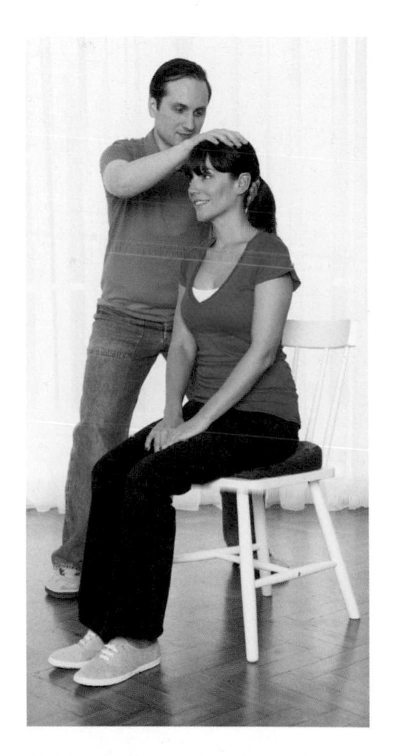

↑ Un profesor de Alexander trabaja para liberar tensión y lograr una relación dinámica de la cabeza, el cuello y la parte superior de la espalda.

El precio de las lecciones varía considerablemente, según la ubicación y la experiencia del profesor. Algunos se desaniman porque les parece elevado, pero merece la pena teniendo en cuenta que el coste es menor que el de unas vacaciones normales y que sus efectos durarán incluso cuando las vacaciones sean solo un recuerdo distante. Se trata de establecer prioridades; esto podría ser crucial para su futuro bienestar. Si realmente no puede permitirse un curso completo, entonces unas cuantas clases podrían ayudarle, sin embargo debería discutir esto con su profesor antes de comenzar.

Le recomiendo que trate de ir a clases de distintos profesores antes de embarcarse en un curso, ya que una buena compenetración mejorará el proceso de cambio. Cuando elija un profesor debería asegurarse de que este ha recibido un programa de formación de tres años completos y de no menos de 1.600 horas.

Se incluye una lista de todas las asociaciones de Técnica Alexander de todo el mundo en las páginas 155 y 156.

APRENDER EN GRUPOS

También puede resultar valioso participar en clases grupales. Por lo general las organizan entidades educativas locales. Incluso si está recibiendo clases particulares, las sesiones grupales pueden ser muy reveladoras. Es más fácil percibir un uso incorrecto en otros cuando están realizando acciones sencillas como caminar, estar de pie o sentarse, y muchos de nosotros compartimos los mismos hábitos. Observar a otras personas puede ayudarle a establecer comparaciones y puede aportarle una mejor idea de lo que está haciendo. Después tiene la opción de cambiar o no sus patrones de comportamiento inconscientes. Aunque una sesión grupal no es tan beneficiosa como una individual, todavía me asombran los cambios físicos que se producen en la gente que asiste a estas clases y la diferencia evidente de su perspectiva ante la vida.

Ya sea en clases particulares o grupales, sus hábitos actuales le *parecerán buenos* y un nuevo uso de usted mismo le parecerá raro. Esta sensación es pasajera. En unas semanas, su nueva forma de moverse comenzará a parecerle natural y sus viejas costumbres le resultarán torpes y extrañas. Tiene que enfocarlo con la idea del *desaprendizaje*, en vez de con la de aprender algo nuevo.

Debe estar preparado para que le digan qué hace mal, y esto es algo que no nos gusta a ninguno. Lo irónico es que, a medida que progresamos, nos usaremos mejor sin apenas darnos cuenta.

La historia de Patsy

Patsy Spiers
Edad: 49 | Profesión: comadrona

Patsy comenzó a venir a clase con otras 12 personas. Tenía el cuello agarrotado y le dolía siempre que giraba la cabeza. También tenía propensión a sufrir migrañas y respiraba con dificultad, lo que había provocado su primer ataque de asma y le había preocupado mucho. Tras asistir a clase durante dos trimestres y con un poco de trabajo individual, dijo:

"La Técnica Alexander, que es una forma de permitir al cuerpo y a la mente que trabajen juntos para evitar la tensión muscular, me ha ayudado para que me calme ante situaciones estresantes. También me ha permitido estar más relajada mientras conduzco. El cuello rígido y dolorido ha vuelto a la normalidad, el pecho ya no me silba tanto, no parece que el asma vaya a volver, y mis migrañas son menos intensas. Aunque siento que me queda mucho por hacer, soy más consciente de mí misma y cuando siento punzadas de dolor, me ajusto consecuentemente y la molestia se alivia de inmediato. A pesar de que aún padezco dolores de cabeza, tiene que haber mucho más estrés físico y mental para que se manifiesten".

Sin ayuda externa, lo que deberíamos hacer es lo último que haríamos, porque sería la última cosa que pensaríamos que es correcto hacer.

> El potencial físico, mental y espiritual del ser humano es mayor de lo que nunca imaginamos, mayor incluso que el que la mente humana en su fase evolutiva actual es capaz de imaginar.
>
> Debemos romper las cadenas que nos han mantenido en ese plano mental directriz que pertenece a las primeras fases de su evolución. La adopción de una guía y un control consciente, que es la herencia suprema del hombre, debe proseguir, y el resultado será una raza de hombres y mujeres que aventajará a sus antepasados en cada ámbito conocido y entrará en nuevas esferas nunca soñadas por la gran mayoría de los ciudadanos civilizados de nuestro tiempo.
>
> **FREDERICK MATTHIAS ALEXANDER**

Les dejo con una cita de Mahatma Gandhi, quien dijo: "La salud es la verdadera riqueza, y no las piezas de oro y plata". Así que, realmente, la cuestión no es si puede permitirse tomar lecciones de Alexander, sino si puede permitirse no tomarlas.

Ventajas de una clase particular

LAS VENTAJAS FÍSICAS

A medida que pone en práctica los principios de la Técnica Alexander, cualquier dolor que pueda sentir por una coordinación incorrecta o una tensión excesiva del sistema muscular comenzará a disminuir lentamente pero de manera segura. La intensidad del dolor comenzará a remitir y los intervalos entre los episodios dolorosos serán cada vez mayores. Puede llevar algún tiempo pero, al contrario de lo que sucede con muchos tratamientos, los efectos de las clases de Alexander suelen ser permanentes.

Conviene comprender, no obstante, que *usted* juega un papel vital; el profesor solo puede ayudarle. Es usted el que toma la decisión razonada y deliberada de modificar su forma de ser. Por este motivo la Técnica Alexander nunca se vende como una sanación o remedio. La única persona que consigue curarse es usted, solo tiene que aprender a lograrlo.

El efecto de una clase consiste en experimentar ligereza y tranquilidad corporal y sentirse más en contacto con su cuerpo. Esto durará un momento, pero irá incrementándose a medida que progresa con las clases. Al final será capaz de conservar la sensación de bienestar entre lecciones y es entonces cuando puede reducir la frecuencia de las clases.

Mucha gente dice que siente que "flota por la calle" o "camina por el aire" a medida que empieza a requerir menos esfuerzo para moverse y comienza a ir por la vida con más facilidad.

LAS VENTAJAS EMOCIONALES

La sensación de ligereza física que experimentamos tiene un profundo efecto en cómo nos sentimos emocionalmente. Los alumnos nerviosos o ansiosos comienzan a calmarse; los deprimidos empiezan a sentirse más animados y se dan cuenta de que la vida no es tan mala después de todo. La gente en general empieza a sentirse más feliz consigo misma, lo que lógicamente contagia a los de su alrededor y, por consiguiente, repercute en muchos aspectos de su vida.

Debería recordarse, no obstante, que cualquier emoción suprimida durante mucho tiempo puede surgir, y esto puede resultar un poco incómodo durante un rato. Las emociones más comunes son la ira y la tristeza, y puede comenzar a experimentarlas con cualquier cosa. Esto forma parte del proceso y pasará rápidamente. Si fuese necesario, comente cualquier cambio emocional con su profesor, que estará encantado de tranquilizarle.

Sin embargo, por lo general, son las emociones positivas (felicidad, alegría, libertad, satisfacción) las que se han reprimido y las que comienzan a aflorar. Cuando esto ocurre, podemos comenzar a erradicar los sentimientos de infelicidad, sufrimiento, tristeza y melancolía de nuestras vidas.

LAS VENTAJAS MENTALES

Como el resultado de una lección es sentirse mucho más calmado, seremos capaces de pensar con más claridad sobre las decisiones que adoptamos. Tendremos más tiempo para pensar en esas cosas y, por tanto, mayor probabilidad de tomar las decisiones más acertadas día a día. Decidir correctamente nos hará sentirnos mejor con nosotros mismos.

Alexander insistió en que su técnica no trataba tanto de aliviar los síntomas físicos, sino de "acelerar la mente consciente". Es tanto un método para mejorar el modo en que usamos nuestra mente como una forma de mejorar la postura. En resumen, la técnica nos ayuda a ser seres humanos más razonables y que piensan con mayor claridad; nuestra autoestima se ve estimulada y la seguridad en nosotros mismos mejora.

LAS VENTAJAS ESPIRITUALES

Cuando nos sentimos en calma emocionalmente, más equilibrados mentalmente y más ligeros físicamente, podemos comenzar a experimentar nuestro espíritu con más facilidad: la alegría de existir. Mucha gente tiene este sentimiento de niño, pero tendemos a perderlo a medida que nos vemos sumergidos en la superficialidad de la vida diaria. Las clases de Alexander le ayudarán a librarse de las cadenas de nuestros patrones de pensamiento rígidos para revelar una existencia que hace tiempo que olvidamos. Podemos comenzar a sentir una profunda paz y libertad interior... empezamos a sentir quiénes somos en realidad. Alexander llamó a esto nuestra "herencia suprema".

Comprender la terminología

Apreciación sensorial imprecisa También llamada Percepción sensorial errónea. Pensar o sentir que se está haciendo una cosa cuando en realidad se está haciendo algo totalmente diferente. Por ejemplo, puede sentir que está sentado derecho cuando, en realidad, está inclinado hacia atrás.

Conseguir el fin Estar demasiado centrado en lograr el objetivo sin tener en cuenta cómo se logra.

Control consciente Este es el principal objetivo de practicar la técnica. Es un estado del ser donde se utiliza la consciencia y la libertad de elección para tomar decisiones claras y formadas sobre acciones, en vez de reaccionar de forma común y habitual.

Control primario Relación dinámica entre la cabeza, el cuello y el resto del cuerpo que ayuda a coordinar movimientos y postura de forma armoniosa.

Dirección Orden mental que la mente da al cuerpo.

Estar en el presente Tomar conciencia del momento que se está viviendo y centrar la atención en la actividad que se realiza. No dejar que la mente divague por el pasado o el futuro.

Hábito/costumbre Cualquier acción o pensamiento que consideremos difícil no hacer o pensar. A menudo, están por debajo del nivel de consciencia y, por tanto, no lo percibimos.

Inhibición Una pausa para darnos la oportunidad de no apresurarnos en tomar una decisión o realizar una actividad sin la consideración debida.

Libertad de elección Para ser conscientes de los hábitos inconscientes y elegir reacciones distintas a las habituales.

Medio por el cual Prestar atención a la acción que se está realizando, que implica inhibición y dirección. Establecer cómo se va a ejecutar la actividad.

Mente distraída Permitir que los pensamientos se alejen del presente. No prestar atención.

Pensar en la actividad Utilizar la inhibición y la dirección mientras se realiza cualquier acción.

Propiocepción El sentido que nos informa sobre qué partes del cuerpo se relacionan con otras partes y en qué sitio.

Reflejo del miedo Alexander utilizó este término para describir la reacción del cuerpo ante un estímulo que provoque miedo. Cualquier temor puede ocasionar una tensión muscular excesiva, que, si es frecuente, puede acabar convirtiéndose en un hábito. Un buen ejemplo de esto es la contracción excesiva de los músculos del cuello, que pueden retraer la cabeza hacia la columna provocando problemas en cuello y espalda.

Sentido cinestésico El sentido que le informa de dónde se encuentra su cuerpo en el espacio en un momento dado. El cerebro detecta los movimientos de los músculos y percibe cualquier acción que se esté realizando.

Ser El ser humano al completo: mente, físico, emociones y espíritu.

Tensión Actividad muscular, la mayor parte de la cual es totalmente innecesaria. Obviamente necesitamos cierta cantidad de tensión, pero mucha gente tiene demasiada para poder llevar una vida sana.

Unidad psicofísica La mente y el cuerpo actúan como una unidad. No están separadas y cada una influye enormemente en la otra.

Uso Más que una postura; es la manera en la que ejecutamos todas las actividades, incluida la respiración.

Páginas web útiles

Páginas web de **Richard Brennan** con artículos e información útil sobre la Técnica Alexander
www.alexander.ie (Página web en inglés)
www.alexandertechniqueireland.com (en inglés)

The Alexander Technique Self-Help CD (CD de autoayuda de la Técnica Alexander)
Es el complemento perfecto para *La Técnica Alexander* y ofrece instrucciones claras y concisas sobre: cómo eliminar la tensión no deseada, cómo prevenir o aliviar el dolor de espalda, cómo mejorar su respiración, cómo despejar su mente de pensamientos no deseados, cómo practicar los dos principios de Inhibición y Dirección de Alexander y cómo estar en el momento presente.
www.alexander.ie/audio.html (en inglés)

Cojines cuña para coches y sillas
www.alexander.ie/cushion.html (en inglés)

Calzado diseñado teniendo en cuenta la Técnica Alexander
www.vivobarefoot.com (en inglés)
www.terraplana.com/vivobarefoot_benefits.php (en inglés)

Direction Magazine Una estupenda revista con artículos e información para profesores y alumnos de la Técnica Alexander. En la página web hay audios, artículos, entrevistas y más de 25 años de experiencia sobre problemas de espalda.
www.directionjournal.com (en inglés)

Las Asociaciones Internacionales de Profesores de Técnica Alexander que aparecen a continuación ofrecen información para encontrar su profesor más cercano. Todos los que figuran en las páginas web han recibido una extensa formación de tres años.

ALEMANIA
Alexander-Technik Verband Deutschland (ATVD)
www.alexander-technik.org (en alemán)

AUSTRALIA
Australian Society of Teachers of the Alexander Technique (AuSTAT)
www.austat.org.au (en inglés)

BÉLGICA
Belgian Association of teachers of the Alexander Technique (AEFMAT)
http://www.fmalexandertech.be (en inglés, francés y flamenco)

BRASIL
Associaçao Brasileira da Técnica Alexander (ABTA)
http://abtalexander.com.br (en portugués)

CANADÁ
Canadian Society of Teachers of the F. M. Alexander Technique/Société Canadienne des Professeurs de la Technique F. M. Alexander (CANSTAT)
www.canstat.ca (en inglés y francés)

DINAMARCA
Dansk forening af lærere i Alexanderteknik (DFLAT)
www.dflat.dk (en danés)

ESPAÑA
Asociación de Profesores de Técnica Alexander de España (APTAE)
www.aptae.net (en inglés, castellano, catalán, euskera y gallego)

ESTADOS UNIDOS
American Society for the Alexander Technique (AmSAT)
www.amsatonline.org (en inglés)

FINLANDIA
Suomen Alexander-tekniikan Opettajat (FINSTAT)
www.finstat.fi (en finés e inglés)

FRANCIA
L'Association Française des Professeurs de La Technique Alexander (APTA)
www.techniquealexander.info (en francés)

IRLANDA
The Irish Society of Alexander Technique Teachers (ISATT)
www.isatt.ie (en inglés)
www.stat.org.uk (en inglés)

ISRAEL
The Israeli Society of Teachers of the Alexander Technique
www.alexander.org.il (en hebreo)

NORUEGA
Norsk Forening for Laerere i Alexanderteknikk (NFLAT)
www.alexanderteknikk.no (en noruego e inglés)

NUEVA ZELANDA
Alexander Technique Teachers' Society of New Zealand (ATTSNZ)
www.alexandertechnique.org.nz (en inglés)

PAÍSES BAJOS
Nederlandse Vereniging van Leraren in de Alexander Techniek (NeVLAT)
www.alexandertechniek.nl (en holandés e inglés)

REINO UNIDO
A continuación aparece la página web de profesores de la Society of Teachers of the Alexander Technique (STAT), la primera y más antigua organización sobre Técnica Alexander. Los profesores que figuran en ella son, en su mayoría, de Reino Unido e Irlanda, pero también hay de otros países.
www.stat.org.uk (en inglés)

SUDÁFRICA
South African Society of Teachers of the Alexander Technique (SASTAT)
www.alexandertechnique.org.za (en inglés)

SUIZA
Schweizerischer Verband der Lehrerinnen und Lehrer der F.M. Alexander-Technik (SVLAT/ASPITA)
www.alexandertechnik.ch (en alemán y francés)

Otras páginas web interesantes (en inglés):
www.alexandertechnique.org
www.alexandertechnique.com
www.ati-net.com
www.atcongress.com
www.alexandertechniqueworldwide.com
www.mouritz.co.uk
www.mtpress.com
www.alexanderbooks.co.uk
www.davidreedmedia.co.uk
www.bodymap.org
www.posturepage.com

Otras páginas web interesantes (en castellano):
www.tecnicaalexander.es
www.tecnicalexander.com
www.tecnica-alexander.org
www.tecnicalexander.eu
www.tecnica-alexander.es
www.tecnicalexander.org
www.estudifmalexander.com

Otras obras

Libros informativos y fáciles de seguir sobre la Técnica Alexander

Bacci, Ingrid, *The Art of Effortless Living*, Perigee Books 2002.

Brennan, Richard, *La Técnica Alexander,* Kairós 1993.

Brennan, Richard, *Mind and Body Stress Relief with the Alexander Technique*, Thorsons 1996.

Brennan, Richard, *The Alexander Technique - New Perspectives*, Chrysalis Books 2001.

Brennan, Richard, *Improve Your Posture with the Alexander Technique*, Duncan Baird Publishers 2010.

Chance, Jeremy, *The Alexander Technique*, Thorsons 1998.

Gelb, Michael, *El cuerpo recobrado*, Urano 1987.

Nicholls, Carolyn, *Body, Breath and Being,* D & B Publishing 2008.

Park, Glen, *El arte del cambio*, Mirach 1991.

Stevens, Chris, *La Técnica Alexander: introducción a la técnica y sus beneficios*, Oniro 1997.

Westfeldt, Lulie, *F. Matthias Alexander -The Man and His Work*, Centerline Press 1964.

LIbros más exhaustivos o especializados sobre la Técnica Alexander

Balk, Malcolm, y Andrew Shields, *Master the Art of Running*, Collins & Brown 2009.

Barlow, Marjorie, *An Examined Life*, Mornum Time Press 2002.

Barlow, Wilfred, *El principio de Matthias Alexander*, Paidós Ibérica 2001.

Carrington, Walter, *Thinking Aloud,* Mornum Time Press 1994.

Conable, Barbara, *Cómo aprender la Técnica Alexander: un manual para estudiantes*, Obelisco 2001.

Heirich, Jane, *Voice and the Alexander Technique,* Mornum Time Press 2004.

Macdonald, Patrick, The *Alexander Technique as I See It,* Sussex Academic Press 1989.

Maisel, Edward, *The Resurrection of the Body,* Shambala 1969.

Pierce Jones, Frank, *The Freedom to Change - The Development and Science of the Alexander Technique*, Mouritz 1997.

Shaw, Stephen, *Master the Art of Swimming*, Collins & Brown 2009.

Vineyard, Missy, *How You Stand, How You Move, How You Live*, Morlowe and Company 2007.

Libros escritos por F. M. Alexander

Alexander, F. M., *El uso de sí mismo*, Urano 1995.

Alexander, F. M., *La constante universal de la vida*, La liebre de marzo 2008.

Alexander, F. M., *Constructive Conscious Control of the Individual*, Gollancz 1987.

Alexander, F. M., *Man's Supreme Inheritance*, Centerline Press 1988.

Otros libros escritos por Richard Brennan

La Técnica Alexander, posturas sanas para la salud, Plural de ediciones 1992.

El manual de la Técnica Alexander, Paidotribo 2002.

Mind & Body Stress Relief with the Alexander Technique, Thorsons 1998.

Stress - The Alternative Solution, Foulsham 2000.

Referencias

Alexander, F. M., *El uso de sí mismo*, Urano 1995.

Alexander, F. M., *La constante universal de la vida*, La liebre de marzo 2008.

Alexander, F. M., *Constructive Conscious Control of the Individual*, Gollancz 1987.

Alexander, F. M., *Man's Supreme Inheritance*, Centerline Press 1988.

Barlow, Wilfred, *El principio de Matthias Alexander*, Paidós Ibérica 2001.

Bronowski, Jacob, *El ascenso del hombre*, Fondo educativo interamericano 1983.

Conable, Barbara, *Cómo aprender la Técnica Alexander: un manual para estudiantes*, Obelisco 2001.

Garlick, David, *The Lost Sixth Sense - A Medical Scientist Looks at the Alexander Technique*, Centatime 1990.

Huxley, Aldous, *El fin y los medios*, Hermes 1960.

Anaïs Nin, *Diario de Anaïs Nin*, vol. 4, Bruguera 1984.

Pierce Jones, Frank, *The Freedom to Change - The Development and Science of the Alexander Technique*, Mouritz 1997.

Shaw, George Bernard, *London Music in 1888-1889 as Heard by Corno di Bassetto (después conocido como Bernard Shaw) con más detalles autobiográficos*, Dodd, Mead 1937.

Spencer, Herbert, *The Principles of Ethics,* Liberty Classics 1978.

Tinbergen, Nikolaas, transcripción del discurso de aceptación del premio Nobel, *Science*, 185: 20-27, 1974.

Tolle, Eckhart, *Un nuevo mundo, ahora: encuentra el propósito de tu vida*, Grijalbo, 2006.

Agradecimientos

Me gustaría dar las gracias a muchas personas por hacer posible la publicación de este libro. En primer lugar, a Susan Mears y Michael Mann de Element books, y a mi amiga y editora Sarah Widdicombe, que me animó y ayudó mucho en la producción de la primera edición del libro. En segundo lugar, a Katie Cowan, Caroline King, Jane Birch, Martin Hendry, Caroline Molloy, Gemma Wilson, Mike Parsons, Melissa Spencer, Tim Brennan y Mckinley Blake por todo su apoyo en la producción de este libro. En tercer lugar, la doctora Miriam Wohl, el doctor Andrew Glaister y Jane Heirich, que me aportaron ideas útiles para mejorar el primer libro. Después, a todos mis profesores de Alexander que a lo largo de estos años me han enseñado todo lo que sé: Danny Reilly, Jean McGowan, Trish Hemmingway, Danny McGowan, Jeanne Haahr, Jorgen Haahr, Paul Collins, Chris Stevens, Alan Mars, Refia Sacks, David Gorman, Tommy Thompson, Michaela Wohlgemuth y Giora Pinkas. También, a todos mis alumnos y estudiantes de los que tanto he aprendido. Asimismo, me gustaría dar las gracias a mi mejor amiga y esposa, Caroline, que me apoyó encargándose de la casa y la familia, y entre cuyos talentos se encuentran crear y mantener mi página web. Por último, quisiera dar las gracias a todos aquellos lectores que durante años me han enviado cartas y correos electrónicos de agradecimiento por mi primer libro.

Créditos de fotografías:

Todas las fotografías son de Caroline Molloy, excepto las de las páginas 16 y 38: Getty Images; y pág. 21: F. M. Alexander

Índice